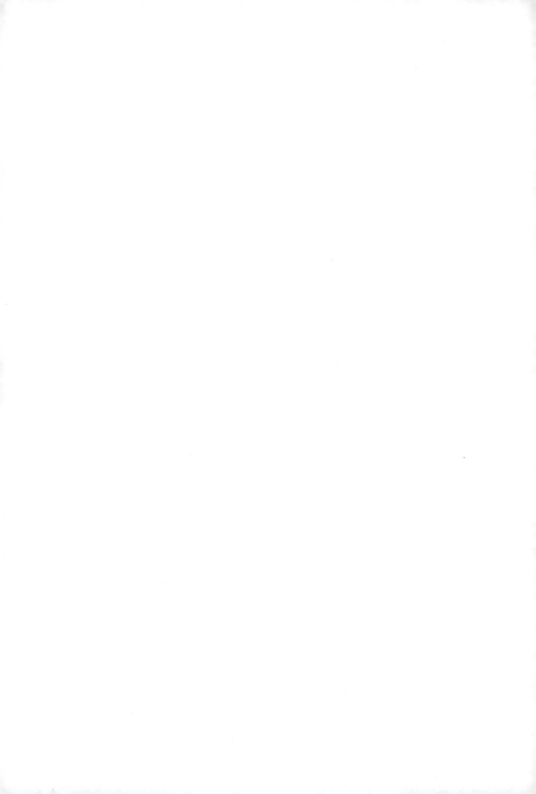

オモシロ漢方活用術

著 **下田哲也** 下田医院院長

中外医学社

はじめに

　本書は「精神医学系漢方医」という面妖なアイデンティティーを持つ開業医が綴った「漢方方剤学」の本です。
　普通、方剤学の書籍というと効能別だったり五十音順だったり、ともかく網羅的にいろいろな漢方方剤について説明を加えるといった形式のものをイメージされると思います。つまり「調べる本」という感覚。
　本書は違います。通読して頂く本を目指しました。

　版元書肆からの要請が「楽しく学べる方剤学」ですので、もちろん漢方方剤についても多くを語ります。しかし、著者のもくろみは「通読していただき、漢方の考え方・センスを身につけてもらえる」ための本を目指す所存です。

　楽しく通読して頂けるように、様々な雑学やら北京での体験談なども盛り込みました（申し遅れましたが、私の師匠は北京の先生方なので、一応私の漢方は中医学的なものがバックグラウンドになっております）。
　中国の先生方との交流を通じて、様々なカルチャーショックを受けました。そんな事にも臨床のヒントがあることも論じたつもりです。
　例えば診察室の構造など、プライバシーを重視する現代日本の常識から外れるようなところにもポジティブな側面がある、といったようなことです。

　漢方的診察法に関して、従来とはちょっと異なる角度から論じてもみました。

　方剤学ですから当然ですが、漢方方剤の組成についても多くを述べていま

す。複雑な方剤でも基本的な要素の組み合わせと考えると、理解が容易になる。という発想で解説を展開しました。

　漢方的臨床の妙味はナントカ病に対してカントカ湯という単純なものではなく、症例ごとに微妙な調整が可能であるフレキシビリティーにあると思います。

　エキス製剤でも微妙な成分調整が可能である実例として、敬愛する神田橋條治先生がご呈示になっている、PTSDのフラッシュバックに対する処方の運用法についても一章をもうけました。神田橋師の処方紹介という意味ももちろんありますが、成分構成を少しずつ実際に変える感覚を読みとって頂きたく思います。

　楽しく読めるよう、柔らかい文体を心がけたつもりです。気楽にお読み頂き、皆様の臨床センスの向上に、お役にたてれば幸いです。

　　　　平成27年秋

　　　　　　　　　　　　　　　　　　　　　　　　　　　下田哲也

目　次

プロローグ …………………………………………………………… 1
第 1 章　証について …………………………………………………… 7
第 2 章　漢方的診察法について …………………………………… 15
第 3 章　漢方の治療原則 …………………………………………… 25
第 4 章　我が中医学の老師達 ……………………………………… 28
第 5 章　方剤学事始（生薬から方剤へ）………………………… 45
第 6 章　陰陽五行論について（臨床のヒント満載！）………… 53
第 7 章　漢方方剤学習法 …………………………………………… 68
第 8 章　生薬名の由来等々（俗流語源論）……………………… 77
第 9 章　エキス売り上げベスト10 ………………………………… 86
第10章　エキス売り上げベスト10・パート2 …………………… 114
第11章　一貫堂について …………………………………………… 129
第12章　瞑眩（めんげん）について ……………………………… 139
第13章　神田橋條治先生のフラッシュバック処方について …… 145
第14章　症例呈示 …………………………………………………… 156
　　　　エピローグ ………………………………………………… 183
　　　　終わりに …………………………………………………… 191

精神医学系漢方医の「アタマのナカ」と「ムネのウチ」
　～解説にかえて～ ………………………………… 〈北田志郎〉193

釈迦に説法ですが… 41　　　　石膏エキスについて 115
風邪の対策を何と呼ぶか 51　　抑肝散と逍遙散 129
漢方薬はいつまで飲むもの？ 66　話のタネに（煎じ薬の周辺）136
帰脾湯のトリビア　　　　　　　漢方エキス剤の飲み方 180
　（朮の使い分け）71

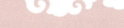

プロローグ

　本書版元、中外医学社の「精神医学系漢方医・下田哲也による漢方ネタ企画」の第二弾でございます。

　そもそも、版元が依頼してきたのは「楽しく読める漢方方剤学」といったものだったようです。私としてはその「楽しく読める」部分に重点をおき、十年以上前、二十回にわたり「月刊地域医学」という雑誌に連載した「蘭方のたわ言・漢方の寝言」という雑文を出してくれないかと提案したところ、それが実現しちゃったのが、前作「落語的漢方のすすめ」なのです。

　二十回分全部一冊にしてしまうと、定価4000円を超えてしまうといわれ、それでは一般の方々に買ってもらえないだろうから……と、とりあえず約半分を単行本にしたのが前作というわけです。

　私としては、残りも出版してほしかったのですが……以下、中外医学社のエス氏（＝担当編集者）と私との会話。

　「先生、残念ですが後半の単行本化は社内の企画会議通りませんでした」
　「えー、何で？　キミも分冊で出すことそれなりに納得してたじゃない」
　「端的に申し上げて『売れない』のですわ。先生は対象読者に一般の方々も想定されていたようですが、やはり弊社の本は、読者に医療従事者が多いのです。少しは具体的に漢方方剤の使い方みたいなことも書いていただかないと……。先生方のは、総論的な話ばかりで、方剤の話はわずか。具体的な症

例になると、一足飛びに初心者にはとりつきにくい煎じ薬になっちゃう。ほとんどの読者は、先生みたいにマニアックな煎じ薬なんか処方されないでしょうからね」

「確かに、ご自分で生薬の組成まで書かれるような読者なら、私の本など必要としないであろうことは認めます。

でも、例えば……『悪寒を伴う感冒の初期で自然発汗がなく、首～肩が張るというような状態の時は葛根湯（エキス剤の1番）が良い』とか、『葛根湯は感冒だけでなく、肩こりとか神経痛などにも有効なことがある』とか『葛根湯に活血薬の川芎と鼻の特効薬みたいな生薬である辛夷を加えたものがエキス剤（2番）葛根湯加川芎辛夷にもあり慢性的な鼻炎にはこちらの方が良い可能性が高い』とか、『エキス番号3番の乙字湯は、江戸時代、水戸藩の藩医、原南陽が作った処方で、原南陽にはこのほか甲字湯、丙字湯、丁字湯と甲乙丙丁の字を冠した処方があり……』」

「はいはい、先生が博識なのは分かりました。でも甲字湯、丙字湯、丁字湯とかはエキスにはないんでしょ。そんなマニアックな知識を開陳したって、読者の役にはたたないでしょう」

「ですよね。そんなことはすでに他の先生方が書かれていますからね。例えば乙字湯に関しては『乙字湯はおつうじ湯で、マイルドな下剤と考えると使いやすい』てな私の勉強会仲間の名言のほうが役に立つかもね。大体、エス君も私にそんな記載を期待してたわけじゃないよねえ」

「だからどうしろって言うんですか？」

「キミの立場も理解できる。だからこの本では、エキス剤の運用に関して、前作より若干具体的・実践的なことも書きましょう。でも、ちょっとは総論的なことを書く章も付けさせてくださいな」

「わかりました。とにかく多少は実践的・実用的なことも意識して書いてくださいね」

……といったような次第で、版元・中外医学社が私に執筆依頼を持ち込んだ本来の目論見に近い線の本書出版企画が成立したのです。

プロローグ

　私の本格的漢方学習は、師匠の指示する処方箋書きから始まりました。わずかな期間ですが、北京の中医病院（向こうでは病院ではなく医院というのですが）で研修させていただいたとき、彼の地でも若手医師の教育は同様にされていました。

　実際にやっていたときは、ちょっと無駄が多いやり方かなとも感じましたが、それをこなすことで、師匠達は「基本方剤プラスα、マイナスβ」という感覚で処方していることを体感出来たと回想されます。漢方学習の王道を歩ませて頂いたと感謝しております。

　本書はまず漢方の基本理念「随証治療」について語り……ということは「証」という概念について述べることから始めます（前作もお読みいただいた方々には、内容的に重複を感じられることと存じますが、前作を読まないと理解できない本では仕方ありませんのでお許しください）。

　そして「証」に至るための診察法についても、一章を設けようと思います。中医学教科書的にいえば「四診合参」の考え方です。より内容に踏み込んだ前置きを申せば「望診、聞診、問診、切診」の序列についてです。本書に若干のノイエス～オリジナリティがあるとすればここかも知れません。ただ、真摯な臨床家なら当たり前のことを当たり前に述べただけだとも思います。当たり前すぎて言語化しにくかったことを偉そうに述べただけとの思いもあります。

　前作の書名に「落語的」と接頭語を付けました。実際の高座は惜しくも拝見出来なかった名人ですが、残っている音源で繰り返し鑑賞させていただいている六代目三遊亭円生師匠に「浮世に言い忘れたこと」というご著作があります。私自身は、まだ生き続けるつもりですが、いつのまにやら還暦です。臨床家～著述者としてはそろそろ……との感もあります。私なりの「言い忘れ」をまとめたくもあり本書執筆に取りかかる所存です。

　それにつけても、前作ですが、とある方がアマゾンのカスタマーズレビューに「十年以上前の雑誌連載を単行本化するのは、日進月歩の医学界としては……」との評を書いてくださいました。確かにそうですね。

　当たり前のことを偉そうに書きつづる破廉恥漢……てな想いもあります。

ま、しかし、かような耄碌寸前の医療系ライターもそれなりの存在価値はあるのでは、とも思えるのです。

　本書が、読者諸賢の臨床もしくはセルフメディケーションに、多少ともお役に立てれば著者としてそれに勝る喜びはありません。

　自著に、何と命名するか、結構悩ましいことなんですよね。本音のところで言えば「精神医学系漢方医を自称してきた医者が書きつづる私家版漢方医学入門〜学習法」です。もちろんそんな「寿限無」みたいな書名はエス君にあっさり却下され、ご覧の通りの「オモシロ漢方活用術」となりました。

　もちろん、私なりに真面目に書いていくつもりではありますが、私自身が漢方初学のころ、'80年代に刊行されていた「The Kampo」という雑誌の、山本巌先生、伊藤良先生らによる「巻頭座談会」に多くを学ばせていただいた体験（実際、硬い論文調の文章より、会話体でのやりとりの方が、圧倒的に分かりやすかった）や、前作で披露した共著者佐藤純一先生との対話形式の記載という方が、西洋医学的〜科学的な素養をお持ちの一般読者には、ある意味荒唐無稽に感じられそうな漢方的諸概念を説明しやすかったという体験をふまえ、本書でも、今実際におつき合いいただいている方々との対話体の部分を挿入させていただきます。

　唐突に個人名が出てきても読み手としてはとまどうでしょうから、私の相方として本書に登場してくれるお三方のプロフィールを簡単に紹介しておきます。

　エス氏：すでに登場してますね。本書版元、中外医学社の企画部に所属する、普通に言えば「本書担当編集者」です。草稿段階ではちゃんと本名を書いていたのですが、奥ゆかしいのかシャイなのか、執筆作業途中で「本名は勘弁してイニシャル表記に」と注文をつけてこられました。医学書系出版社に勤務するだけあって、それなりの医学知識もあり、実際に初心者の立場に立ってツッコミを入れてくれる人ですので、彼とのやりとりを取り入れさせてもらうことにしました。素顔の彼は、真面目な顔とほほえんだ表情の落差が激しい明るくチャーミングなナイスガイです。

　韓濤（カン・トウ）先生：北京中医薬大学日本校教授という偉そうな肩書

プロローグ

きを持つ中医師。毎週金曜日の午後、中医学アドバイザー兼中国語通訳兼私のシャンチー（中国将棋）の相手、という感覚で来てもらっている人です。

　私、開業医歴満二十年になるのですが、中医～漢方的診療を一人でやっていると独善に陥りがちなので、開業当初から週に一回は中医師を招くようにしてきました。彼はその六代目です。最初のうちは私より年配の先生だったのですが、三代目が私と同年、今の韓先生は私より十歳年少です。そんなことにも自身の年齢を感じますな。

　本書の執筆が佳境に入ったころから、シャンチーの機会が減少し、私の「歩く中医学事典」として活躍してもらっています。なお、本書で中国語文献を引用したり下敷きに論を展開したりするときは、彼に中文解釈の監修をしてもらってますから確かですよ。

　例えば、私が曖昧に覚えている古典の文句の出典を尋ねると「それは黄帝内経だったと思いますよ」などと指摘してくれたりとかですね。本書79頁に書いた芍薬の伝説は彼に提供してもらいました。

　北田志郎先生：自治医科大学看護学部准教授というのがメインの肩書き。我が医院の非常勤医でもある、九歳年少の弟分です。私と同じく「精神医学系漢方医」ですので、短い言葉でディスカッション可能な有り難い存在なのですが、ヨイショの達人なので、本書の草稿など見せて批判的コメントをもらおうとするとき、一苦労してしまうのが玉に瑕ですな（大体、大筋のところでは同意してくれちゃうもので）。

　彼とのファーストコンタクトは、都立豊島病院東洋医学科でした。中医学と精神科という指向性が共通していたから、なついてくれたんだと思います。天津に留学経験もある本格派でもあります。

　本書に登場する機会は一番少ないキャラかもしれませんが、一番まともにディスカッションしてもらっている人です。

　著者としては序文でも書いたように「調べる本」ではなく「通読してもらえる本」をめざしています。相方、佐藤先生のシモネタギャグまでありだった前作ほどではありませんが、柔らか文体でいきますので、気楽に読んでは

しいところです。通読していただき、何となく漢方的センスが身に付くような、そんな本を目指しています。それでは、下田流漢方ワールドにお入りください。

第 1 章

オモシロ漢方活用術

証について

 エス氏が注文付けてきます。
「先生、お好きな総論的なこと書かせてあげますけど、手短にお願いしますよ」
「わかりましたよ、でもここが『漢方のキモ』だと思ってますんでそれなりに語らせてくださいな」
といったやりとりがあり本章を書かせていただけることになりました。おつき合いの程を。

◆ 証の仮説性

さて、序文でも申し上げたとおり、各論的記述に入る前に、漢方の重要な概念「証」についてまとめたいと思います。

私は漢方の最も際だった特質とは「証による治療＝随証治療」だと思っています。

前作でも「証」についていろいろ書きました。お名前だけ紹介させていただいた日本漢方の大家、松田邦夫先生の表現をきちんと引用してみましょう。

「（前略）ある病態がある証と最終的に決定するのは、その処方を用いて、結果として有効であったときである。したがって、治療が無効であれば、それまでの仮定は無効となり、再考しなければならない。」（臨床医のための漢

方「基礎編」）

　つまり、松田先生も私と同様（……というか、松田先生などの御著作に影響されて私の考え方が形成されたのでしょうが）証とは臨床的仮説であり、その仮説の妥当性は治療に対する反応によって判定されるべきものと考えていらっしゃるようです。
　さらに長くなりますが昭和の大御所、大塚敬節先生が江戸時代の名医、吉益東洞を引いて述べておられる一文を紹介します。

　「（対症療法と原因療法の一般的記述に引き続き）原因の不明の病気はたくさんあり、また現在の段階で原因と推定しているものが果たして真の原因かどうかあやしいものもあり、また原因はすでに過ぎ去って、現在ではその原因に向かって手の下しようのないものもある。
　吉益東洞は、病気の治療にあたっては、原因を追及する必要はない、病気に原因のないことはないが、それは憶測や想像がまじって真の原因とは認めがたい。このような不安定なものは治療方針を立てる役に立たないと言った。これと同じ考えから、病名もまた不要だとした。
　このようにして東洞は『証に随って治す』（随証療法）ということを提唱した。」

　もちろん、21世紀の現代は東洞の時代とは大違いで、上記引用文で「あやしい」とされた「真の原因」にかなりな確度で治療結果を待たず行き着けるケースも多くなっています。ただ、「精神医学系漢方医」を自称する私、「精神医学系」の部分では吉益東洞の時代と五十歩百歩みたいな感覚もあり、上記引用文に共感するところなのです。
　ちょいとへらず口を補足致します。最近の漢方系書物で「漢方の証は、名人上手がきちんと診察すれば、間違いなく確定するものだ」という幼児的確信に基づいているものが多く、読者を混乱させるもとになっていそうです。
　誤解なきようさらに申し添えますが、私とて「名人上手がするように、

第 1 章　証について

きちんと証を考え，もって『適切な臨床的仮説をたてる』能力をみがく」ことの意義は十分に理解しているつもりです（私の言う「名人上手」とは，高い打率で臨床的に妥当な証を立てる能力を持った人という意味です）。しかし，証概念が必然的に持つ「仮説性」は常に意識する必要があろうとは思います．

「先生って妙に証概念にこだわってません？」
エス氏のツッコミです．
「そこにこだわるのが漢方医だと思うからさ．とりわけここに書いた『仮説性』を意識することは『臨床的謙虚さ』にも通じることだと思うよ．これ，必要なことだよね．つまり常に前回までに立てた仮説の正当性を検証する姿勢ですね」
「それって漢方だけのものではないでしょ」
「おっしゃる通りだと思います．近年，EBM だとかガイドラインだとかが強調されてますが，やはり個々の患者さんによる調整はあってしかるべきだと思う．ガイドライン治療で済むケースはそれでよしですが（それでよしの確率を高める優れたガイドライン作成の意義は十二分に認識しているつもりです．念のため）やはりそれだけでもないでしょう」
「弊社でも漢方の本を何冊か出させていただいてますが，先生と違い，漢方薬の使い方に重点を置かれる著作が多いようですが……」
「うーん，参考に何冊かいただきましたよね．正直に私の評価をお話しますと，どれも良いところのある本だと思います．ただ，仮説を立て反省することの繰り返し……っていう私が感じている『漢方の本質』が読みとれないのが不満かな」
「初心者向けの解説書なら，仮説をたて，患者の反応によってその仮説の正当性を検証することを強調しろとおっしゃりたいのですか」
「そうそう，そうすると臨床的に謙虚で柔軟になれると思うんだ」
「困ったことに『証概念』だけですらもう少し書きたそうですね？　先生」
「ま，後段，徐々に具体的な用薬法も書きますから，もう少し我慢してく

ださいな」

「はいはい、でも抑えめにお願いしますよ」

証とは多変数の関数である

前段のようなやりとりの後に、もう少し（かな？）証について書いてもいいお許しがいただけましたので、見出しの面妖なタイトルでひとくさり。

「先生、この『証は"多変数の関数"』ってどういうことですか？」

「読んで字のごとくなんだけど……。つまり証とはf(x) 変数が一つではなくf($x_1, x_2, \cdots, x_n$) って感じなんですけど」

「証とはf(病名)ではなくf(病名・患者の個性・社会状況……) みたいな意味ですか？」

「流石にわかりが早いや、おっしゃるとおり病名も大切さ、でもそれだけではなく患者の個性とかその場の状況、さらには手持ちの治療〜診断の手段などなどの情報も肝心ということです。漢方薬を使う使わないにかかわらずにね」

「では具体的に分かりやすくおねがいします」

症例1, 2はともに急性虫垂炎が、臨床経過・理学所見から強く疑われる例です。症例1は私自身。開業医になりたてのころ、休診にはしたくなかった。よって抗生剤がぶ飲みしつつ、鎮痛剤系統は一切用いず、自覚症状〜理学所見の変化のみを唯一の判断基準に経過観察。痛みが強くなったら、近所の後輩が勤務している総合病院に駆け込む覚悟。幸いなことにマクバーニー点の圧痛などは次第に軽減し無事に命を永らえたという経過（この間血液検査すらしていない「よい子はまねしないでね」って話）です。

症例2は、愚息中学生時代のこと、息子とはいえ別人格です。自分と同じようにする勇気もなく、ご近所の総合病院に紹介状。案の定、白血球増加、炎症反応陽性で即刻入院させていただき、抗生剤の点滴で切らずに済ん

だ、という経過です。

「ちょっと先生、漢方のかの字も書いてないじゃないですか」

「そういうけどエス君、患者の個性とかその場の状況、なんかをふまえた、後述する『同病異治』『因人制宜』の好例だと思うんだけどなあ。ついでに『その場の状況の関数』ってことを見事に示す一例提示させてくださいな、これも漢方薬ネタではないけれど」

「はいはい、お好きなように」

「じゃ、対話体のままいこうか。

症例、バイクで転倒し頭部外傷を負った。徒歩にて来院。単純 X 線で頭蓋骨に骨折線が認められる。来院時は明瞭な会話が可能だったのだが、徐々に意識レベルが低下してきた。エス君ならどうする？」

「私だって、伊達に中外医学社社員やってませんよ、外傷性の硬膜外（だか下だか）の血腫だというのでしょ？ 先生の何にもない診療所じゃダメですから、脳外科のある病院に紹介して CT など撮ってもらって血腫を確認し、外科的に血腫を処理して脳幹への圧迫を何とかしないとやばいって話ですよね」

「さすがだねえ、でもその患者がきたのが CT のない離島の診療所だとしたら？」

「内地に運ぶ算段をするんでしょうね」

「うん、まあ正解。でもその患者が来たのは、船の定期便は 5 〜 6 日に一便しかなく、内地まで 28 時間かかるところだったら？ 具体的には小笠原村なんだけど」

「救急ヘリとかないんですか」

「うん、小笠原だと内地までヘリコプターの燃料持たないんだ、自衛隊に頼んで飛行艇って手もないわけじゃないけど、少なくとも要請してから数時間はかかるね。その間に患者さん確実に死んじゃうって状況」

「どうなったんです？」

「これ、我が敬愛する後輩T先生の実話（無脚色）なんだ。T先生、専門が整形外科で骨を扱いなれてるのも幸いだったと思うのですが、ドリルで患者の頭蓋骨に穴をあけ、見事減圧に成功。彼の一命を救ったという武勇伝」
「それと漢方とどうつながるんですか？」
「まあ、あとで、これもまとめて書くけど、『因地・因人・因時制宜』って考え方があるんだ。土地により、人により、時により治療法は柔軟にせよ、ってことだけど。流石のT先生だって、都内の病院で当直してる時にこんな患者が来たら、脳外科に紹介すると思う。少なくともCTは撮るだろうね。
　T先生の発想には『漢方』なんて考えはかけらもなかったろうけど、見事な『因地制宜』の実例だと思ったから紹介したのさ」
「なるほどねえ、どうせ、そのまとめを書かせろっておっしゃるんでしょ。行きがかり上しょうがないから手短にお願いしますよ」

漢方の指導原理

　漢方医学や中医学の教科書に偉そうに書いてあることですが、要は前段で述べたようなことです。別に、漢方医学の専売特許でもなく、離島で患者の頭蓋骨に穴をあけ見事に救命したT先生がやったように、臨床家としては当然のことと言えるのですが、漢方の表現はとても簡潔で、わかりやすいと思えますので紹介致します。

同病異治・異病同治

　同じ病気でも、証が違えば治療法は自ずと異なるはずだ（＝同病異治）という原則。前節で同じ急性虫垂炎に、私自身がなった場合と幼い息子がなった場合の対処法の違いを述べました。
　とりわけ、私自身に行った方法など、他の人にやったら医療訴訟ものですよね。極々特殊な同病異治といえるでしょう。
　異病同治というのはその逆に、元の病気がなんであれ、同じ治療が適切で

あるということです．西洋薬でいえば，副腎皮質ステロイドなどはいろいろな病気に応用されますね．

因地・因人・因時制宜

　土地により，人により，時により治療法は柔軟に考えよということでしょう．極端な実例は先述したつもり．漢方医学の本らしい例をちょっと紹介すると，寒い気候の土地，また寒い季節には暖める薬を多用するなどです．

「上工は未病を治す」というフレーズ

　これ，「上手い医者は『未病』の段階で治す」といった意味です．未病ってTVのコマーシャルなどでも時々出てくる概念で，「病気になる一歩手前」といったニュアンスで用いられます．もちろんその解釈は間違いではないと思いますが，本来（というか私の師匠達の教えによると）病の変化していく先を読んで，先手先手と治療していくべき……といったより広い概念だということに注意してほしいと思います．

「とりあえず証概念については一区切りですね．ひょっとして先生は漢方薬に限らず，およそ臨床は漢方的指導原理にしたがってやれ，とでもおっしゃりたいのですか？」
「ご賢察の通り．だからこの章では，あえて漢方薬使っていない症例を出した訳です．私自身『偉そうに"漢方の指導原理"なんて言ってるけど，当たり前のことばかりじゃん』と感じていることばかりなんですが，ちょっとこの原点に立ち戻ってみるのも意味があるかなと思ったもので．最近，EBMとやらの悪影響か，硬直した臨床しかしない先生も多いようなので．臨床的フレキシビリティの基ですな」
「でも『病名はいらない』って過激すぎません？」
「まあ，確かに診断できたらしたほうが良さそうだけど……．小笠原で頭蓋骨に穴をあけ，見事な救命処置をしたT先生の言葉を紹介し，この章を閉じましょう」

私が、とある飲み会の席で彼（T先生、漢方薬とは縁遠そうな医者です）に、件のケース「硬膜外血腫だったの？　硬膜下？」と尋ねたら「分かりませんよそんなの。どっちだって良いでしょ、やるべきことは一緒なんだから」と言われてしまいました。
　良い臨床っておのずと私の言う「漢方的」にならざるを得ないのではと感じる次第。では、次章、漢方的診察法についてにお進みあれ。

第2章

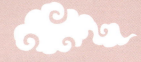

漢方的診察法について

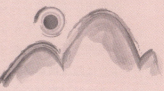

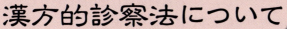
「先生、まだ各論行かないんですか？」
「はいはい、もう少しのご辛抱。エス君だって、この私、すなわち精神医学系漢方医に執筆依頼したわけだから、若干は『精神医学系』の香りも付けたいのではないかい？」
「そりゃそうですけど、手短にお願いします」

　本章は、私が中国人の師匠連から盗んだところ、彼らもうまく言語化出来ていない部分でしょう。独断と偏見かも知れないけど、こんな考え方もありかな、ということでおつき合いください。
　漢方的な診察は日本漢方・中医学どちらの教科書にも「四診合参すべし」と書いてあります。曰く「望診、聞診（患者の声や咳などを『聞く』だけでなく臭いをかぐことも含む・香は聞くものですね）、問診、切診（ま、触診ですね）の四つを総合して判断しなさい」ということです。
　さらに中医学の教科書を読み進めますと、望診のところには「望神」だとか難しげなことや排泄物の観察などが書いてあり、重要な診察法として舌診について多くを述べています。
　切診のところでは脈診について多く語られ、脈には28種類あるなどと初学者を怖じ気づかす記載があります。これが日本漢方になりますと、さらに腹証が加わり、心下痞がどうの、胸脇苦満がこうのとややこしくなります。なお、私自身は中国人の師匠連に、腹診をなさる方がいなかったので、自分では腹診はやりません、あしからず。

私は、かなり多くの名医と呼ばれる中医師の臨床に陪席させていただいた経験を持つものですが、実際の患者を診ながら28種類の脈象を区別していた先生に巡り会ったことはありませんし、28脈の中には不整脈も含まれているのですが、そんなものを感知したら、その漢方的分類を云々するより、心電図検査をオーダーすべきでしょう。排泄物を望じたり聞いたりしているよりは臨床検査に回した方が情報は多いに決まってます。
　老中医（老というのは敬称です。必然的にお年を召した方が多いですが）の診療に陪席すると、実に見事に病因病機を解説してくれます。例えば曰く「患者の6つの脈は皆弦でありこれは肝の病であることを示す。舌は紅く舌苔は少ない。陰が虚して熱が盛んなことを示している……」よってこれこれの方剤をとなるのですが、結論的に出された方剤は納得できることが多いものの、その説明には「老中医見てきたような嘘を言い」との感が否めません。
　彼らが説明の根拠としている舌診や脈診の所見に嘘があると言っているのではありません。その判断の根拠として舌診や脈診はあまり大きなウエートを占めていないにもかかわらず、説明しやすいがためにそれらに重きを置いているという印象なのです。

「先生、総論的なところ短めにってご配慮はありがたいんですが、ちょっとはしょりすぎでわかりにくいように思うんですが」
「そういっていただけると有り難いねえ。私が中国の先生方の指導を受けるようになった頃すでに精神保健指定医やってました。当時、精神科救急の業務などもやっていたのですが統合失調症の診断は、第一印象を大切にしていた記憶があります。もちろん確認のために問診やらなんやら致しますけどね。で、脇に学生やら研修医やらがいたとして、彼らに診断の根拠を説明するのに、またカルテを書くのに『第一印象で』で済ますわけにはいかないじゃないですか。曰く『被害的な内容の幻聴が』とか『世界没落体験が』とか『CTや血液検査でさしたる異常がない』とかいうことになるんですわ。それに近い感覚とでも申し上げましょうか」

第 2 章 漢方的診察法について

「なるほどねえ、先生方のいわゆる『分裂病くささ（＝プレコックス・ゲフュール）』ってやつですな」

「そうそう、当時のカルテや研修医への説明に嘘はないんだけど、それが診断のキモではないってところかな。漢方で言う『四診』でいうと、そのままカルテに書きやすい問診情報より、望診・聞診の情報の方が優位って感覚なんです。これから先はちょいとピン芸やらせてくださいな」

中医学教科書記載では「望聞問切」の四者はその価値は同等で並列的に考慮されるべきものという印象を与えられます。そして老中医達の説明もそういう観点からされているようですが、はっきり言って違うと感じています。

無理矢理中国の古典を引用するなら、難経(ナンギョウ)の第六十一難に「望じて知るのが神、聞いて知るのが聖、問いて知るのが工、切して知るのが巧……」なんて記載はあります。つまり望＞聞＞問＞切、といった序列を意識すべきであろうというのが私見です。

前段で述べた難経の「望んで知るのが神云々」というのは、大塚敬節先生も引用して、「これは、ちらっと観るだけで病気の診断をつける人がいちばんの名医だという意味である」と断じておられます。そして「今でも中国では、このような考え方が残っていて、患者から病状を聞かないで、脈を診るだけで、病気を言いあてて、治療することが行われている。黙って座ればピタリとあたる人相見式の診察法によって診断する」と述べ、そして「これに反し、日本の漢方は、症状を詳しく聞くし、腹も診察し……」と続けられます。

確かに大塚先生の時代、中国の医師達はそんな診察をしていたかも知れませんが、私の知る中医師は皆さん問診はなさっていました。「大塚先生、ちょいと手前みそに過ぎませんか？」というのが正直な感想です。

おっと、そういえば北京滞在中に、ひとかただけ、問診なしに脈診だけでものを言われる方に出会ったことがありました。場所は薬膳料理屋、入ると豪華な支那服を着た六十歳代とおぼしき老人がいます。彼が中医師なんだそうで、無言で私の脈をとり「君は胃が悪い、だからこのコース料理を食べな

さい」とのたまわれました。

　当時北京に留学していた人たち同伴で行ったところなので、彼らに通訳してもらいました。「何で脈だけで胃が悪いと分かったのか」と。そうしたら「右の関脈が弱く、脾胃の問題があることが分かる。そしてその脈は内ではなく外にあるから」とはぐらかされました（これまで読んだ中医学書で、脈の内外という表現にはふれたことはありません）。

　その店、観光名所の一つでもあり、私みたいな日本人が結構入っていそうです。見た目華奢で虚弱そうな日本人（当時身長168cm、体重52kg）、油こい中華料理攻めにちょっと辟易気味というのは容易に見て取れましょう。「胃が悪い」と言っておくのが無難との判断だったのだろうと思いました。それをもったいつけて「脈が云々」と言っておいた方がミステリアスで、オリエンタル・マジックを感じさせるとの打算があったのでしょうね。

　もちろん、私は神じゃありませんから、望診だけで診断するなんてことはありませんで、問診もいたしますよ。でも「神じゃないのだから望診より問診」という態度はもったいないように感じるのです。その気になれば、望診から多くの情報を仕入れることが可能です。望診について言っている難経のフレーズは「望診のみで知るのが神」と読むべきだと思います。我々神ならぬ凡俗は望診から情報を得られないという意味ではありません。患者さんを疑うような言い方で、好きではないのですが「問診では嘘をつけるが、望診や聞診で嘘はつきにくい」のは事実だと思いますよ。

　望診のキモは何となくこの人元気ないな、とかを感じることでしょう。配偶者や恋人と一緒にいるとき、黙っていても「こいつ今日は機嫌悪い」とか分かりますよね、その感覚にフタをしないというところでしょう。中医学書が多くのスペースを割く「舌診」も望診の一部ですが、極々一部でしかないと感じます。

　望診の技術を論じた日本で入手できる最善の参考書として敬愛する神田橋條治師の「精神科診断面接のコツ」をおすすめします。師はその「所見のとらえ方」の章で「生理＞行動＞言語」「自発＞反応」という二つの不等式を提示されています。これは、診断（おそらく神田橋師も、私同様にそうお考え

だと思いますが『治療方針決定の基礎』と換言可能な概念だと思います）する上での重要性の序列でしょう。

漢方言葉を補いますと、望診や聞診でわかるのは生理的な側面や行動じゃないですか。自発的な所見は望診か聞診じゃなければ捉えられないでしょう（逆に、問診や切診で得られる情報は反応である部分が大きいでしょう）。

つまり、文章化出来る言葉のレベルでは「おかげさまで落ち着いています」と弁明があったとしても、そわそわ貧乏揺すりがあったり、掌に発汗が著明だったりする所見があればそのほうを重視して病態を把握すべきだということでしょう。

語弊なきよう補足しますが、問診や切診するなというのではありませんよ。問診しながらでも望診～聞診する意識を持つようにすると、臨床能力アップに役立つであろうという提言です。

また、神田橋師はさらに面接場面における「空中の眼」というイメージを語っておられます。まあとにかく面接場面にいる人々（面接者自身も含む）が構成する場を観察する姿勢なのでしょうね。H.S. サリバンの「関与しながらの観察」というテーゼに通底することかも知れません。また、「分裂病くささ」という概念で知られる H.C. リュムケの感情診断（＝私は観察者自身の感情をも観察対象にする姿勢と解釈しています）といったことを意識することが、望診力・聞診力を高めるため有用なのではと思っています。

ま、とにかく、興味を持たれた向きは、神田橋師のご本をお読みになるべきだと思います。読者諸賢のご専門が、精神科以外でも臨床的ヒント満載の良い本だと思います。とりわけ、オスキーでテストされる面接技術の教育を受けた世代の先生方には読んでほしいですねえ。教えられる面接作法の意味がよく分かると思いますよ。

例えば患者さんを診察室に招き入れるとき、少なくとも初診の患者は、医師自身が診察室の入り口まで出向き、待っている患者さんに声をかけるべきだ、といった教えがありますよね。神田橋師はご自身が英国留学で、恩師パデル先生のご自宅を訪問したとき、パデル先生ご自身が入り口ドアの外まで出迎えてくれたこと、そしてそのパデル先生の振る舞いによって、ほぼ初対

面に近い状況での不安が緩和されたことを述べられ、その作法の必要性を説かれています。

　さらにそうすることによって、待合室で待っている状態から、医師に声をかけられるという刺激に、患者がどう反応するか、観察する機会が得られる、とも述べられています。私は実習に来る学生には「逆に、その貴重な観察の機会を逃すのはもったいないだろう」とも説教しています。

　私の漢方（中医学）の師匠連は、所見の説明に、脈診・舌診の所見を多く語りましたが私自身が還暦となり、多少指導医的なこともするようになって分かりました。繰り返しになりますが、彼らは、ほとんど望診情報からものを言っていたのだと回想されます。脈診・舌診の所見は「サブ」なんです。

　前段、少し言い過ぎかも知れませんのでちょっと言い換えます。望診や聞診で得られた情報を問診で確認するともいえましょう。後の章で症例を提示していますが、そんな感覚を示したかった故です。

　この人元気になったな……とか「いらついてるな」とか、察知する能力にフタをしない姿勢が、漢方的臨床には大切だということを主張したいわけです。

「うーむ、良くも悪くも『精神医学系漢方医』って感じですねえ。感情診断って感情的に診断することじゃなくって、感情を観察して診断するってことだったのですね。そんなことを重視される先生って、操作的に診断できちゃう DSM みたいな体系はお嫌いなんでしょうね」

「いえ、DSM って大事なことだと思ってますよ。それにあの『多元診断』の考え方なんて、私が言ってる『証の多変数関数性』ってことと通じる感じしません？」

「でも、先生の望診・聞診が重要というおっしゃりようとは水と油って感じがありますが……」

「エス君、DSM って『診断と統計のための』マニュアルなんだぜ。DSM 作ってる偉い先生方も臨床に直接持ち込むのはどうかって言ってるらしいじ

ゃないの」

「なるほど」

「確かに、操作的診断基準で決まった診断名が一人歩きしちゃって、治療がそれに引きずられるなんて状況はもってのほかだと思ってますよ、ご想像の通り。ま、次の章からボチボチ漢方薬の名前もだしてあげるから、心配ご無用ですわ、では……」

「ちょっと待てください。先生は神田橋先生のこと、個人的にもご存じだから分かるのかも知れませんが、一般の読者にとってみれば、突然『空中の眼』なんて言われても、分からないと思うんです。その辺説明してくださいよ」

「本文じゃ不十分ですか。私も神田橋師の『空中の眼』は正直、二年前までは分かってたつもりなんだけど、師と直接お話しして、分かっているといいきる自信がなくなっている概念なんですわ。なんせ福岡の学会でお目にかかったときに『空中の眼のお陰で、シビアな交通事故から免れた』というようなお話もあったもので……ま、とにかく、師も『空中の眼』について語るのに、H.S. サリバンは引いておられますから、そのあたりから、ちょいとまたピン芸させてください」

そうですねえ、本書を読まれるのは、精神科業界の方々限定ではないのでしょうから、エス氏の要請も、さもありなんですな。一言でいいきれば、患者（および付き添い etc.）と対峙している診察者（つまり自分自身ですな）を含む場全体を客観的にみる視点を意識しなさい、ということなんでしょう。でも難しいかな？　以下の補足で、かえってわかりにくくしちゃうことをおそれて、軽く流したのですが、編集者エス氏からまともに突っ込まれましたので、それなりにお答えしましょう。

まず H.S. サリバンは「精神医学は、対人関係の学であり、その方法論は関与しながらの観察」と言っていた人のようです。実は、関与しながら観察するって、結構難しいことでありまして、関与始めたとたん、当事者の一部になってしまうわけですから難儀なんですよね（だから神田橋師が『空中の

眼』なんて概念書いたのでしょうけれど)。

　要するに、診察者と患者の関係を客観視する視点というのは非常に大切なものでありまして、客観的な視点からの提言は、たとえそれが後輩〜パラメディカルからのものでも尊重するべきものだと思います。ちなみに私は後輩〜弟分の北田君に時々スーパーバイズしてもらっているつもりです。スーパービジョンという行為の本質は「傍目八目」だと神田橋先生もおっしゃっておられたように記憶します。

　で、関与しながら観察するのって難しいでしょうから、それを達成する一つの方法論のヒントとして、リュムケの感情診断というフレーズを紹介したわけです。

　リュムケという人は「分裂病くささ＝プレコックス・ゲフュール」という概念で有名ですが、認知症に関しても「あなたの前にいる立派な身なりの紳士が、何となく馬鹿にしたいような気分をもよおさせたら、その紳士に認知症が始まっている可能性を考えろ（これ、私の記憶だけで書いてます。紹介した先生の原文とは違うはず、あしからず)」といったことを述べた先生です。

　つまり、相手の精神状態を感知するのに、面接してる自分の感情を使わない手はないじゃないか、ということなのでしょうね。というより、自分の感情を観察しないと、相手のこと分からないじゃないのかなとすら思います。

　くどいのは承知で再説致しますと、自分の感情も、観察対象にすべきということです。つまり「関与しながらの観察」〜「空中の眼」に至る第一段階として「自らの精神状態を観察対象に入れる」ことが有用であるという提言です。

　「どう、エス君こんなもので、面接している場全体を観察する感覚を養うと、そこにいる人を『活用する』感覚すら生まれるんだよね。例えば、学生とか研修医なんかが陪席していたとする。そんな場で学生なんかに、目の前の患者さんについて、漢方的見立てを解説することが、患者さんにとってプラスになるか否かを判

断しながら面接するんだ」

「というと？」

「つまり、私がそんなとき発言してるのは、表向き、陪席者への教育なんだけど、当然患者さんとか、付き添いの人にも聞こえますよね。それが『俺はあなたの病態をこういう風に深く分析して処方している』というメッセージをコノートする意味もあるでしょ？　それが治療的だと考えたら、患者さんの前で一生懸命解説するし、止めた方がよさそう〜危険かな？　と感じたら、患者さんが去ってから教育的指導をするみたいなことさ」

「なるほど、結構な手を使われているんですね。まあ、空中の眼に関しては、こんなところで示談にして差し上げましょうか。でも、先生や神田橋先生はするどいから出来ることなんじゃないか、とは思っちゃうんですけど」

「『察知する能力にフタをしない』なんてサラリと書いたけど、私その感覚相当鈍い人と自己評価してるけど」

「そんなことないでしょう」

「いえいえ、例えばね、私自身は幼いころ噛みつかれた経験がトラウマになっているからかイヌ好きじゃないのですが、家族は好きなので小型の室内犬飼っているんですわ」

「ふむふむ」

「うちの女房なんか、そのイヌがウンチしたくなるの分かるのね。察知するとティッシュ持っていって汚れないように出来るわけ」

「先生、それって当たり前のことじゃないですか？」

「うん、女房もそう言う。『子供だって分かるわよ、分からないのあなただけ』って。で、どういうそぶりをするのがその兆候なのか？　と尋ねると、まあ説明しようとはしてくれるんだけど、上手いこと言語化するのは難しいみたいなんだ。鈍いでしょ私って」

「その言語化しにくいところを、察知する能力ですか」

「そう、普通は言語化する必要もないわけだ。エス君だって、奥さんやお子さんの顔見れば、一瞬で機嫌良さそうだとか心配事ありそうだとか分かるよね。私の場合イヌは分からないけど、人間なら多少分かるような気がす

る。でも基本的には鈍い方だと思ってます」
　「なるほど、先生のおっしゃりたいこと少し分かるような気がしてきました」
　「ま、私自身、今とても言語化しにくいことを語ろうとしていて、上手いこと語れない不全感を自覚してます。まあ、当たり障りのない結論めいたことを語らなければ、文章的に落ち着きませんから、無理矢理締めますと、『直感だけで診療してはいけないけれど、直感も否定するべきではない』てなところかな」
　「ご苦労様でした」
　エス君、私に敬語は使ってくれているんだけど、何となく私の方が「使用人」という感なきにしもあらず。ま、しかたないか……。

第3章

オモシロ漢方活用術

漢方の治療原則

「あれ、先生って中医学派じゃなかったんでしたっけ？妙に老中医の悪口書いてましたね」

「いえね、他の学派については、悪口書けるほど知らないからさ。今だって漢方初心者が勉強の仕方についてアドバイス求めてきたら、中医学の勉強をまず勧めますよ。将来的には日本漢方に進むにしてもね。中医学の良いところは、良くも悪くも言葉を持ってるところですね。これには日本漢方の論客も同意してくれている」

「では先生のお書きになることは中医学に則ったものと考えて良いんですか？」

「正統かどうかはともかく、一応北京の中医から教わったことがベースです」

「というわけで、一応中医学的（出来るだけ『汎漢方的に』を心がけますが）な治療原則を申します。漢字にすればわずか八文字「虚則補之、実則瀉之」です。あるべきものが不足（＝虚証）の場合これを補う手段を考えるべきだし、あると困るものが存在している場合（＝実証）これを瀉することを考えるのです」

「先生、ようやく虚とか実とか普通の漢方本みたいな言葉が出てきましたね。日本漢方と中医学の虚実の概念、少しご説明ください」

「うん、日本漢方では体質の強い～弱いで実証と虚証を分ける傾向があるみたいですね。また、それに日本漢方と一言でいっても古方派と後世派（後述する一貫堂みたいな）とは違うみたいだし、中医学だって人によって違う

しね……まあ、「虚則補之、実則瀉之」ってところは、どの流派でも共通していると思うよ」

「では、日本漢方でも中医学でも、虚証には補う薬、実証には瀉する薬を用いるところは共通するってことですね」

「まあ、普通にはそう言っちゃってもいいと思うよ」

「あれ？　普通じゃなく、何かおっしゃりたそうですね」

「するどいねえ、じゃお言葉に甘えて、あまり普通とはいえない見解をご披露致しましょう。この補だ瀉だというのは『決意表明』みたいなものだと思ってるんです」

「どういう意味ですか？　それ」

「例えば、一杯の水だって熱中症一歩手前の脱水状態の時なら補剤的に働くわけだよね、朝起き抜けに、排便促進的な意図で飲むなら瀉剤的作用を期待してると言えるだろう」

「なるほど」

「水は補剤的にも瀉剤的にも作用しうると言ったけど、例えば瀉剤としてみるとして46頁の表1にある「熱邪」に対して用いている意識があるなら清熱剤ともいえるし「燥邪」に対して用いる意識があるなら潤燥剤ですよね。さらに例えば人参と言えば普通は気を補う薬とされるでしょうが、前に名前をあげた江戸時代の名医、万病一毒説を唱えた吉益東洞にとってみれば心下の痞をとる瀉剤ということになるんだろうしね」

　この後草稿では、麦門冬湯という方剤について「普通に言えば麦門冬を主薬とする補陰の薬だが、咳止めとしてみると降逆作用を持つ半夏を主薬とする見方もありでは？」ってネタを展開したのですが、エス氏から「先生、わかりにくい！」って叱られました。

　前段の記載だけで私が何を言いたいか分かる人はわかりますよね。でも、分からない人に分からせようとすると相当くどい論述が必要になるのです。

　ま、今後の章を読みすすめられれば、何となく理解できるように、本書全体を構成するのが正解かな？　と思いまして、その部分カット致しました。

さて、次章は我が恩師達のエピソードなど。北京でのカルチャーショックなどのネタです。お楽しみあれ。

第4章

オモシロ漢方活用術

我が中医学の老師達

　都立豊島病院の東洋医学科に出入りさせていただいたお陰で、いろいろ個性的な中医師の方々に教えを受けることができました。およそ3カ月単位で年にお二人、北京の教授クラスの先生を東京都が招き、その教えをほぼマンツーマンで受けられたのですから、私は幸運でした。

　そんななかのお一人、当時北京中医医院の院長であった李乾構先生ご滞在中に、末の息子が誕生しまして名付け親になっていただきもしました。

　大きな人物に育ってほしいという願いを伝えたところ、当時大相撲で活躍中の「曙」はどうだといわれ、息子は危うく「下田曙」になりかけたというエピソードが思い出されます（もちろん、李先生も半分冗談で「ひろく、おおきい」という意味を込めた「宏」という字を提案して下さったので、それを使った命名をいたしました）。

「先生、息子さんのお名前はともかく、医学的な印象を語ってくださいよ」

「エス君、そのツッコミは当然だよなあ、そうねえ、李先生ご自身は、奇をてらわない正調、教科書的な処方をなさる方でしたね。ちょっとびっくりしたのは、李先生からいただいた本なんです」

「どんな本なんです？」

「編集したメンバーの筆頭に李先生がいらっしゃる本なのですが、関幼波、許公岩、王為蘭という三人の老中医（つまり、李先生からみても師匠格）の、医歴五十周年を記念した本です。許先生という方は、甘草や干姜を

第4章 我が中医学の老師達

一日30g使う処方をされていたとか、王先生という方は、生のトリカブトを焼酎に漬け込んだ薬酒を使ったり等々、過激な処方のオンパレードなんです」

「へえ、それってそんなにやばいんですか？」

「君も四十過ぎてるのだったら、例えばトリカブトでいうと、トリカブトを使った殺人事件あったこと知ってるでしょ。まあ、本書でも紹介した、エキス剤売り上げベストテンにも入っている方剤の構成生薬だからそんなにびっくりはしないのだろうけど」

「ええ、まあ、トリカブトが殺人事件にからんだことくらいは存じておりますが」

「うん、トリカブトの使い方だけど、普通は、なにやら加熱して云々かんぬんの加工をして、日本の薬剤師さんたちは私みたいにマニアックな処方をする医者のオーダーに対して準備してくれているんだ」

「つまり弱毒化ということですね。そいつを附子というんでしょ。エキスメーカーの製品にも、附子単独の製剤がありますよね」

「うん『加工附子末』とかね、私自身で煎じ薬を処方するときも未加工のトリカブト使いたくないからねえ」

「先生、そのレシピ教えてくださいよ」

「まあ、どうしても教えろというのなら、手元にその本があり、それを写すのは簡単なんですが、トリカブトの根を生のまま、加熱もしないで、60％の焼酎に漬け込んで、飲ませるという話が出ているのですわ。確かに、死ななけりゃ効きそう（ま、これは冗談ですが）なんですが、本書の読者にレシピを公開するのはためらわれますねえ」

「先生そこまでおっしゃったら書いた方がむしろ安全なのじゃありませんか？　超初心者が妙な処方して……って事態を防ぐためにも」

「なるほど、そういう考え方もあるかな。そういえば現在でも強心剤として活躍しているジギタリスやら、アトロピンの基になってるベラドンナなんかは、薬草としてより、愛読していた仏文学者、渋沢龍彦先生のエッセイ集『毒薬の手帖』で名前を覚えたものだからねえ。

生川烏 333mg、生草烏 333mg、生甘草 333mg、金銀花 666mg、川牛膝 500mg を 60 度の焼酎に一週間漬け込んで、カスをとり眠前に服用ですって」

「あれ？　単位は mg なんですか？　中医の処方って、大体単位グラムで大雑把にやるのが普通と思ってましたけど」

「はい、おっしゃるとおり、手元の本にもグラム単位で一カ月分の量が書いてあります。まあ、そいつを念のため一日量に換算したんですけどね」

「どれがトリカブトなんですか？」

「最初の二つ。君も知ってた附子っていうのは、トリカブトの側根で、主根は烏頭というのだ。川というのは四川省の川で……まねされたくないのだから、さすがにこれ以上の解説は自粛しましょう。それから李先生、もの凄い大酒家だったことも印象的でしたね」

「大酒といえば、前作の相方、佐藤純一先生もかなり飲まれましたよね」

「うん、佐藤先生は私の 3 〜 4 倍は楽に飲める人です、それ以上かな。でも当時の李先生に比べたら、可愛いものかもしれませんね」

「医学と関係ない話は切り上げたいんだけど、佐藤先生が可愛く見える酒飲みって、さすがに興味ありますね」

「皮膚科部長 Y 先生のお宅で、李先生の歓迎パーティをやりました。最初はビールとワインだったのですが、飲み尽くしちゃって Y 先生、ウイスキーやらブランデーやらを 5 〜 6 本出してくれたんです。そしたら、李先生喜んじゃって、つまり、李先生、それまで出されていたビールやらワインみたいな『薄い』お酒はお好みではなかったんですね、飲めそうな男性を捕まえて一本のウイスキーが 2 回でからになる中国式乾杯を始められた」

「中国式乾杯というと？」

「それまでビールを飲むのに使っていた一合くらいは入るコップに、自分の分と相手の分なみなみとストレートで注ぎ、一気に文字通り杯を干すんです。干した証拠にコップを下に向け、一滴も残っていないことを示し『オマエもやれ』というわけ」

「すごいですねえ」

第4章 我が中医学の老師達

「最初の相手が私。師匠がやれというのだから無理してやりました。一回の乾杯で二合なくなるのですから、二人とやれば一本あきますよね。それを何人かとやって、私のところに二回目が来たのですわ。なんとか飲んだような記憶がありますが、当然私はつぶれ。気づいたらY先生割烹着姿で後かたづけ（Y先生女医さんなんです）。話によると、李先生、ふらりともせずにお帰りになったよし」

「立場上、先生にそんな話させてちゃいけないんだけど、あまりにすごいんで、まあよしとしますか。でもそんな話を振ったからには、それなりのサゲはあるんでしょうね」

「ま、李先生の飲みっぷりを紹介しなければならない必然性は薄いと言えば薄いのだけど、やっぱり民族による体質差みたいなものは考える必要がある証拠だとは思う。李先生に、私が東京でつぶされたのが'93年で、これから紹介する関幼波先生にお目にかかったのが翌'94年です。関先生、李先生が院長をされている北京中医医院でお仕事されていました。当然のように北京では、私を歓迎してくれる宴が開かれるわけ。そんな席で、李先生が私に、同席している医師を指さしながら『君（＝下田）は、私のことを、酒鬼だ海量だ（ともに大酒家を意味する中国語）というけれど、私だってあいつとあいつにはかなわない』と真顔でおっしゃっていたのが、これまた印象的だったというお話」

「はいはい、私もたきつけた責任がありましょうから、削除しないで活字にして差し上げますから、早いところ実のある話題にすすんでください」

てなエス君とのやりとりをいたしまして、私が直接教えを受けた老中医の印象というネタにすすませていただきます。実は、本章全体が、後段のためのマクラみたいな意味のある部分でありまして（こんなこと書くの無粋だねえ、でも医学書だからいいか、お許しあれ）、まあ、マクラなんだからかるーく行かせてもらいましょう。

北京でのカルチャーショック
（関幼波先生の想い出を中心に）

　李先生と知り合った次の年、北京で3週間ほど中医学研修をさせていただきましたが、いろいろな先生の臨床に陪席させていただけたのは大いなる収穫でした。

　で、その3週間の研修カリキュラムみたいなものは、私の渡航前に出来てしまっておりまして（今にして思えば、当時豊島病院内で、漢方医学シンパしていてくださっていた皮膚科部長Y先生の思惑もあったのでしょうか、北京中医医院皮膚科の外来診療見学の時間が長かったのですね。Y先生的に言えば『下田君に皮膚科的中医学をしっかり勉強してきてもらいたい』だったのでしょうね）豊島病院東洋医学科ではY先生からまわされる皮膚病の診療にあたることが多かったのも事実で、それはそれで有意義なものでした。

　彼の地の人々、我々日本人と同じくモンゴロイドが主体です。見た目では「アジアの仲間」なのですが、やはり違う国なんですね、様々なカルチャーショックを受けました。まずは北京中医医院の玄関です。

　日本の盛り場で営業している所謂「風俗店」には、入り口のわきに中で働いているのであろう女性従業員の写真をならべ「写真指名OK」てな看板がございますよね。

　そんな風俗店みたいな感じの、医師紹介写真集が目立つところに掲げられていたのです。聞けば、ご指名受診可能。当然ながら高名な先生には人気が集まりますので「ご指名料」も決まっています。ちなみに、現在我が医院に来ている中医師の韓先生によると「私（＝韓）なら10元で済む診察料が、最高だと100元くらいが相場」なのだそうです。

　見た瞬間、日本の「風俗店」を連想させる、軽くチープな掲示に違和感を覚えたわけです。大体、医者の紹介なんだから「写真はいらねえだろう」という感覚ですな。でもそんなことは、文字通りの序の口でありました。

　最初に陪席させてもらったのが、皮膚科の外来です。安先生という方が、

第 4 章 我が中医学の老師達

まあ日本的に言えば医長～部長といった風格、安先生の外来診療室に入りました。

びっくりしましたね。「中国では、首都北京の大病院を受診する時は、親戚一同みんな来るのか」と、冗談抜きで最初思いました。だって安先生の周りに、十数人の人垣が出来ているのですから。

でも、入室してから数秒後に、そうではないらしいことが判明。何故といえば、安先生は診察机を二つ使い、それぞれに研修医～医学生といった助手がつき、能率的に患者をさばいていることが分かったからです。周りの人垣は、診療を待っている患者さん達だったんですね。

要するにプライバシー皆無の診察室空間。その時は当時言われていた「中国の後進性」を垣間見た思いでした。

それから「羞恥」の感覚もだいぶ違うんだなと思いました。

二十代の女性患者で、大腿部の皮膚にトラブルが……、ということで初診したケースにあたりました。彼女、要領よくご自身の症状を話し、安先生にその病変を見せるべく、椅子からすっと立ち上がり、ジーンズをおろし、さらにその下にはいていたピンクのモモヒキもおろして大腿に発疹が出来て痒いことを訴え始めたのです。先述したように、周りに診察待ちの人垣がある状況ですよ！（当然、若い男性もいるわけです）

その時、私は「異国に来ているんだ」と痛感致しました。

安先生の診察室では、男性患者の陰茎～陰嚢周辺の問題は、別に気にする風でもなく診察待ちの人垣を無視するかのように、患者さんみずから安先生に提示し、先生もそれを当然のように振る舞っておられましたな。

ただ一例、これも若い二十代の女性患者で、外陰部に違和感云々で来られたケースがありまして、このときは安先生ご自身が立ち上がり、待っている患者諸氏を診察室から出して局所の観察に入られました。

逆に言って、前段のことが「ちょいと不自然」みたいに感じるところがあるのが、我ながら興味深い、という話ですよね〔今、思い返すと、日本からの見学者（＝私）がいたから人払いしたのかな？　とも思える話ではあります〕。

本章のマクラで紹介した『酒鬼・海量（漢字見ればなんとなくニュアンス分かりますよね）』李乾構先生からいただいた本の書名は「紀念、関幼波、許公岩、王為蘭、行医五十周年」という'91年に出た本なのですが、書名の意訳というのも妙かもしれませんが、言葉を補って解釈しますと「関、許、王という三人の中医学の大家達が、医歴五十周年を迎えたことを記念し、ご本人や高弟の方々が、三大家の業績をふまえて書いた論文集」とでもなりますか。

　３週間の北京研修期間中、皮膚科以外に、オプション的にドクター指名で陪席出来る機会を与えられました。それで、前年に李院長からいただいた本の主役の一人でもある関幼波先生が現役で診療されていると知り、当然ながら関先生の陪席を希望しました。そして、確か（記憶のみが頼りなので定かではありませんが）その前年か前々年に来日され講演をうかがった危北海先生も診療されている（ちなみに危先生は消化器病の専門家です）ので、危先生の陪席をさせていただきました。

　当時、中医肝臓病学（ここにいう肝臓は西洋医学でいうliverだとお考えください）の第一人者と目されていたのが関幼波先生です。ちなみに、無名の医師だと10元ですむところ、ご指名料は最高ランクの100元必要だったろうと韓先生は言ってます。それでも関先生の診療は人気抜群、押すな押すなの大盛況。そんな先生の診療に陪席させていただき、サイン本まで頂戴して来ました。

　関先生の診察室に一歩足を踏み入れてまずびっくりでした。安先生の診察室どころではない人垣が出来ています。人垣の向こうに、大きなコの字型の机があり、関先生はそのくぼみの部分に煙草をくゆらせながらお座りになっていました（煙草を吸いながら診療しているのも多少驚きでしたが、そんなことはたいしたことではないように感じたものです）。

　４人の助手を従えた診療です。その４人を関先生の左隣りから時計回りにABCDとしましょうか（Ｄ先生が関先生の右隣になります）、私はそのなかでもっとも偉そうなＡ先生の脇で見学させてもらいました。

　どういうことかというと、例えばＡ先生の患者に集中しているとしまし

ょう．関先生はその脈を診ながら短いコメントを述べ、処方を口頭で指示します．そしてA先生が指示通りの処方箋を書き上げると、その患者は処方箋をもらって退席．そしてA先生の前には新しい患者が座りA先生は症状のインタビューなど始めます．その時、関先生はB先生に向き直っており、B先生が患者の症状をプレゼンするのを聞きながら、患者の脈を診たり舌をみたりします．そして処方の指示．次はC先生……といった具合．

もちろん周りの人垣は、患者の親戚一同ではなく、赤の他人で診察を待っている人が大半なのです．

プライバシー皆無の診察室です．ま、確かにそんな診療には問題点も多いでしょう．しかし、悪いことばかりではないなとも感じました．

関先生は肝臓病の大家です．従って肝臓病の患者でごったがえしているわけです．慢性病を患った患者さん定番のボヤキに「何で私ばっかり」というのがありますが、関先生の診察室全体が「同じ病気を持っているのはあなただけではないよ」というメッセージを発しているようなものですし、再診患者の中には「おかげさまで良くなりました」という人もあり、その言葉には他の患者の心に「希望」を生み出す大いなる力があります．

ある意味、集団精神療法的な効果がある空間と感じたものです．今、我が医院に出入りしている韓先生によると、現在でも同様な状態だそうです．

ちなみに当時の中医師全員がそんなやり方をしていた訳でもなく（患者が集まらない先生は、そんなことやる必要もないでしょうし）高名な危先生はプライバシーを尊重され、一人だけの助手を従え、診察室に順番待ちの患者は入れない方針で診療されておりました．まあ、危先生の方が普通というか、我々にとって常識的なわけですが、安先生や関先生の診察に陪席してきた当時の私、逆に「こんな先生もいるんだ」と、ちょと驚いたものです．

プライバシー保護とかの理由で、番号札をくばり「14番の患者様」なんて無機的な呼び方するより、関先生流もけっこうよろしいんじゃないかと思った次第．ま、精神医学系漢方医の雑感でした．

「なるほどねえ、先生は北京に'94年にいらしたんですね」

「はい、2〜3月の寒い季節でしたね。実際に北京で少し暮らしてみて、李先生がアルコール度数の高いお酒を好まれる理由が分かりましたよ」

「というと？」

「北京名物の北京ダックとか、羊のしゃぶしゃぶとかという料理は『味が強い』のですね、ビールやワインじゃ負けちゃう感覚。例えば北京ダック、向こうでは『皮だけ』なんてもったいないことはせずに、脂ぎとぎとの肉も一緒に食べます。一切れのダックを食べて、口の中が脂でねとねとした感覚の時に、度数の高い中国焼酎が、口に残った脂を流し去ってくれるようでおいしいのですわ」

「中国の焼酎ってちょっと香りが強すぎて、苦手なんですけど」

「私も行く前はそうだった、でもエス君だって向こうの冬場に一週間もいたら、好きになると思うよ」

「そんなもんですかねえ、まあ、アルコール談義はともかくとして、もう少し漢方的な話してくださいよ」

「では薬膳っぽいネタを一くさり。北京空港に着いたとき、以前豊島病院にいらして顔なじみになった先生が出迎えてくれました。お礼にホテルのレストランでごちそうしようとしたら、ホテルは高いからと夜の巷に連れ出されたと思し召せ」

「庶民的な先生なんですね」

「連れて行かれた先が、羊のしゃぶしゃぶ屋、冬の北京名物です。出入り口にドアがない店」

「寒いんじゃないですか？」

「2月の北京だから当然寒いよ。ドアはないけど分厚いビニールみたいな材質の暖簾がかかっていて、店内では炭火がんがん使っているからさほどでもない。でもしばらくはコート脱ぎたくなかった」

「なるほどねえ」

第4章　我が中医学の老師達

「北京滞在の後半だったら、味を覚えた強烈な焼酎で、体内から温めること考えただろうけど、初日だから飲み物はビール。最初、それなりに飲んべえだけどあまり飲めなかったなあ」
「なるほど、で、話は羊の効果という方向に行くわけですね」
「ご高察の通り、薬膳的にいうと、羊肉は『体を温める』効能があるとされています。そしてしゃぶしゃぶのタレだけど、ニンニク、生姜、ニラの花……とやはり体温めるものを多用してあるわけ」
「先生はその薬膳的効果を痛感されたというサゲですな」
「そう、食事の途中でコートも脱いだし、ビールもお代わりできたという話です」
「飲み食いの話題はこのくらいにしましょう。先生のご専門は精神科でしょ、北京では精神科の研修はなかったのですか？」
「北京中医医院に当時、精神科がないという理由でオフィシャルには見学出来なかったですね。ただ、日曜日のプライベートタイム、通訳してくれたK先生の個人的なツテで中医学的療法も併用している精神病院の見学には行きましたが」
「あ、そう言えば、以前のご本に『すごい量の漢方薬は使われていた、でも同時にハロペリドール100mgも併用されてた』なんてお書きになってましたね」
「そう、日曜だったので当直医の先生に、入院患者のカルテを見ながらお話を聞いただけで、診察に陪席出来なかったのは残念でしたね。まあ、もちろん全例ハロペリドール100mgという訳じゃないけど、結構大量に向精神薬も使われてた印象が残ってます」
「ふーむ、北京のお話はキリなさそうですから、この間自慢げにサイン本見せて下さった焦樹徳先生のお話でもやってくださいな」

といったわけで、北京研修から二年後、東京にお招きした焦樹徳先生の想い出を一くさりいたします。

◆ 焦樹德先生の想い出

　私が初めて個人的に所有した中国語のみで書かれた本の著者です。それは「用薬心得十講」というタイトルの本でした。

　その後、中医学つながりの知人も増え、焦先生が非常にご高名な方で、日本語に翻訳された御著書もある方だと知るようになりました。個人的に焦先生をご存じの方から、学識豊富かつ人格高潔な先生との評判を聞きました。

　私は'95年に開業したのですが、何かやらなきゃいけないという軽躁的ノリで'96年に私中心のグループで日本に招待して、ほぼ個人レッスンを3週間受けました（ほぼ個人レッスンというのは、私一人のお財布では間に合わないので、いろいろなところに講演やら臨床指導を売り込んだ、ということです）。ホテルは我が診療所から、徒歩30秒の安宿、お食事の接待は、行きつけの中華料理屋をメインにあまりお高くないところ。我が家で開いたホームパーティはお好み焼きとサンマがメインというすごくチープなものであったことが懐かしく回想されます（ま、日本語に翻訳された著書もある先生であるが故、庶民的なサンマの塩焼き＆お好み焼きにあえて致しました）。

　手前みそですが、私と過ごした3週間は焦先生にとっても、楽しい時間であったと思います。何故って、私は単なる「イエスマン」ではなかったから、日本にもこれだけ真摯に中医学を学んでいる人間の存在を示せたという手応えがあったからです。

　私に中医学の手ほどきをしてくださったK先生に教わったことで、もっとも大切かつ、役だったことは「中国の先生に質問するときは『俺はこれこれのことは理解している、その俺が＊＊という疑問を抱いている、この点に関してあなたの意見は如何に？』という問いかけをしないと彼らは意味のあることを語らない。」という絶対的事実です。そうしないと、彼らは通り一編のことしか語りませんからね。

　私、焦先生に結構かみついてました。彼の曰く「その患者が『何故』その症状を呈しているか考えろ」と。そして彼の説明は、例えば「この患者の六

つの脈は皆弦である．これは彼の病の根本に，肝の問題がある，肝が強すぎて脾を克し……」といった調子．

「老中医，見てきたような嘘を言い」と別のところで書きましたが（16頁）そこでイメージしてる「老中医」は焦先生なんです．

当時，私は「先生『何故＝why』じゃなくて『如何に＝how』を問うべきじゃないですか？」と食い下がったものです．それが科学的態度だと信じていたもので（今でもそう思ってますが……）．

我が医院でもかなりな数の患者さんを焦先生に診ていただきました．そこにいらした患者さんは，北京の名医，焦樹徳の診療を受けたいという人々が多かったですから，私はあえて彼の処方に異をとなえず従順に処方箋書きに徹しておりました（流石に水銀含有生薬使いたがった時は止めましたけどね）．

焦先生の処方，なるほど，学ぶところ大でありましたが，でも「絶対この患者さんはリピーターにならないだろうな」という私の直感はほぼ100％的中しました．高名な老中医といってもその程度のものだと思いますよ．

まあ，焦先生と私の「why or how 論争」はかみ合わなかったのですが，今では単なる言葉の問題と考えるようにしています．焦先生はもちろん中国語で「為什么（ウェイシェンマみたいな発音，ふつう why と訳します）」とおっしゃっていたのですが，howに対応する中国語が貧しいので，と考えるようになりました．

つまり，私としては「仮説なら」見てきたような嘘を言っても良いと思うようになったということです（そうじゃないとこんな本書けませんよね）．

焦先生の処方で，絶対これは効かない〜悪くなりそうみたいなものを，ほぼ予見できたことは自信につながりましたしね．

焦先生，'08年に黄泉の国へ旅立たれました．多くのことを学ばせていただいたことを感謝申し上げ，ご冥福をお祈り申し上げます．

「この文章，コラム用に書いたものだったよね，手直ししようかなとも思ったのだけど，ちょっと手入れしにくい文章なんだよね．『局所的に対応が難しいときは，手抜き

も一法』みたいな囲碁格言もあるんで、手抜きしました。いいかな」

「よろしいんじゃないでしょうか。北京のお話とは一風変わった、ちょっと硬めのメッセージを感じました。でも先生『高名な老中医といってもその程度』とは意外に強気ですね」

「そりゃそうです。こっちは『西洋医学的常識』という類の『巨人の肩に乗ってる有利さ』がありますからね」

「それにしても、ですけど」

「大体、中医学にしても日本漢方にしても老中医〜老大家を神格化しちゃうようなところがあるじゃないですか。確かにすばらしいところがあるから『老』という敬称をつけてよばれるわけだけど、だからといってそういう方々がおっしゃることすべてを鵜呑みにしちゃいけませんよ」

「先生って意外と自信家ですね」

「いいえ、謙虚を第一番のモットーとして仕事してます」

「でも、焦先生って、漢字文化圏だけかもしれないけど、国際的にも有名な先生なんでしょ？ それを評して『その程度』というのは、お言葉ではありますが、若干傲慢なようで……」

「そうねえ、確かに傲慢な言いようととられるかも知れないねえ。でも、臨床家として最も謙虚であるべき対象は、臨床的な事実でしょ？ 焦先生の処方が、全例に著効したのなら、私とてこんな生意気書きませんよ。事実はそうでなく、『こりゃ駄目だろうな』という私の直感の方が正しかった例がいくらもあるんだから」

「そんな体験が、先生は『証とは仮説である』というところに行き着かせたんでしょうか」

「おっしゃるとおり、正しいというか、正確に言い直せば『臨床的に有効である』仮説を立てる能力を磨くことは当然必要でしょう。そのために焦先生や関先生に学ぶことは意義深いことだと思う。だけど『所詮人間が考えた仮説』として彼らの解説を聞くことの方が、むしろ臨床的には謙虚だといえると思わないかい」

エス君のツッコミに、思わず過激なことを書いてしまいました。焦樹徳先生には「名医が語る生薬活用の秘訣（私が生まれて初めて所有した中国語の書籍『用薬心得十講』が原本）」「症例から学ぶ中医弁証論治」（ともに東洋学術出版社刊）という二冊の日本語で読める御著作があります。
　後者は症例を挙げ、それをどう実際に治療していくかを論じたものです。焦先生はそういう書き方をされておられませんが、私流に言えば「どう臨床的仮説を考えていくか」の実践版です。仮説の立て方を学ぶには良著だと思います。ご参考までに。

 釈迦に説法ですが……

　このコラムは非漢方ネタ、5年前院内報に書いたものの流用にて失礼します。
　友人の鍼灸師T君、好奇心旺盛な人で、おもしろいことを私に結構教えてくれます。そんな彼が妙に堅い雑誌を持ってきて、私に解説を求めてきたと思し召せ。雑誌の名前は「別冊日経サイエンス」。T君が私に解説を求めたのは、およそ後段のような内容。
　テーマは「医療現場における治療や検査結果の解釈」とくくれそうな論文でした。T君の質問は、次段に述べる記載が理解しがたいというものでした。私も一瞬理解しにくかったことを白状致します。ま、しかし、2〜3分間の考慮の後に十全な解説を彼に致しましたので示談にしてくださいませ。

問題はこうです．とある女性が次のように尋ねてきました．「私マンモグラフィー（以下マンモと略します）で陽性と言われました．私が乳癌である確率はどのくらいでしょう？」主治医のあなたは彼女にどう説明しますか？　乳癌のスクリーニング検査としてマンモをやったら陽性だったというケースからの相談ですね．

　まず，マンモという検査や乳癌という病気の性質は以下のようなものといたします．

1. 成人女性の乳癌の有病率は約1％である．つまり女性が1000人いれば10人位は乳癌を持っているということ．
2. 乳癌をもっている方なら，マンモ検査をすれば90％は陽性がでる（10％は偽陰性）．
3. マンモ検査には9％位偽陽性（つまり乳癌はないのに所見ありとでる）がある．

　もちろん，実際の有病率やらの数値は，小数点以下の数字がついたりして，もっと細かいのでしょうが，とりあえずその論文〜本稿では医学的事実というより論理の問題を扱っているわけで「大体の数字」ということで先に行きましょう．

　どうです皆さん？　ここまで読んだら，ちょいと目でも閉じて，あなたなりの答えを考えてみてください．間違えたって恥ずかしくはありません（と一般人向けの院内報では書きましたが……）．原著者がドイツの開業医にこの質問をしたところ，過半数が間違えていたという「盲点をついた意外な難問」であることは私も感じていることですから．

　息子にこの問題を出してみました「え？ 90％じゃないの？」

コラム　釈迦に説法ですが……

というのが彼の第一声。皆様の多くもそう感じられたのではと思います。先述した条件2が妙に印象強いが故と思います（この文章、一般人向けです）。

マンモ検査で陽性と言われた女性に対する答えとしては「マンモ陽性というだけなら、あなたが乳癌である確率は10％位です。でも普通の確率よりは高いのは事実だから、超音波なり生検なりの検査をうけることをお勧めはします」てなところが正解でしょうか？

息子の第一声に「考え直してみろ」と言ったら、正解にたどり着いたようで「10％位でしょ、でもこの条件2が"引っかけ"だよね」と申しておりました。そう。条件1と3だけ考えれば90％なんて答えが出るわけはないのですね。

T君には990個の白い碁石のなかに10個の黒い碁石を入れてそこからランダムに100個位取り出すと「偽陽性＋本当の乳癌患者」の数になるだろ？　偽陽性と本当の乳癌とどっちが数多い？　みたいな説明で納得してもらいました。

もう少し補足しましょうか。前段の「1000個の碁石」がマンモ検診を受けた女性の数だとしましょう。乳癌の有病率は1％ですから、1000人中には10人位乳癌の人がいるわけです（すなわち「黒い碁石」）。マンモは9％位の偽陽性があるのですから、990個の白い碁石（つまり乳癌のない人）からも90個位拾っちゃうのですね{A}。さて、乳癌を実際に持っている10人の内、9人はマンモ陽性になります{B}。A+Bつまり99人のうち実際に乳癌の人は9人でしかないのです。ま、10％弱であることご理解いただけたと思います。

彼の論文、ここで書いたネタ以外にも「＊＊の治療をしたら＊＊のリスクを 1/2 に出来た」という表現に潜む問題点、つまり言い換えれば「1000 人の内 4 人が発症していた病気を 2 人に抑えられた」。普通に考えれば大したことないことが「リスク 1/2」と表現されうるなど面白いことが書かれています。

　はいはい、本書読者の皆様には釈迦に説法ネタで失礼をいたしました。でも、私にこのネタを提供してくれた T 君、北京に 5 年留学し、副業で文筆業、有り体に言えばゴーストライター（TV で有名な医師の『著書』も手がけたそうな）もやっているという、なかなかのインテリです。そんな T 君でもわかりにくかった話です。論文中にも「ドイツの開業医の過半が間違えた」ともありますし、一般の患者諸氏が正確に理解できている可能性はきわめて低そうです。

　まあ、要するにそういう患者さん相手に、いろいろな説明をするのが臨床医としての仕事です。相手をよく知ることが肝腎。参考になればと旧稿を引っ張り出し加筆いたしました。また、説明に困難を感じられた向きには、私が T 君にやった碁石のたとえが、結構使えるのではないかとも思います。

　むりやり漢方に結びつければ、相手によって語り分ける技術〜センスということでしょうか、要するに「因人制宜」ですな。

　それにつけても本稿、本当に釈迦に説法だったのかな？　うん、本書を手に取るようなお方だ、釈迦に説法であるに違いない。釈迦に説法であって欲しいなあ。

第5章

オモシロ漢方活用術

方剤学事始
（生薬から方剤へ）

「さて、そろそろ漢方薬についても語り始めましょうか、まずは表1を見てもらいましょうか」

「あれ、先生、漢方薬っておっしゃるけど、生薬しか書いてないじゃないですか」

「そう、漢方方剤を構成する代表的な生薬を紹介した表です。それが何か？」

「それが何か？　じゃありませんよ。あのねえ先生、この本は先生みたいなマニアックな人のための本じゃないんですよ。少なくてもエキス製剤の名前くらい最初に出すべきでしょう。」

「まあね、私もはじめはそんな構成にしようと考えていた。でもそんな本は一杯……というか初心者用の本ってそんなのしかないじゃない。とりあえず手っ取り早いノウハウがほしけりゃ、『モダン漢方』シリーズなんか良いんじゃないですか（ごめんなさい、私は数あるあのシリーズの内『フローチャート漢方薬治療』ってのしか読んでないけど）」

「あれれ、先生の御著書とモダン漢方の書き方、対極・水と油って感じがしますが、先生お得意の皮肉というか反語的表現ですか？」

「あれ？　私ってそんな皮肉屋に見えるの？　私だってほめるときはほめますよ。あのシリーズ実用的ではありますよ」

「へえ、先生が肯定的に評価されているとは、意外ですね。どこが良いんです？」

「普通の漢方本だと、症候の提示に続き、対応する方剤を紹介するだけじ

ゃない。それも『精密に症候を分析すれば正解処方にたどり着く確率が増す』っていう思想でしょ」

「確かにあのシリーズは、これでダメなら次はあれ……って調子ですね」

「でしょう、前の章で『証の仮説性』ってことを書きましたがそこに通底するんですね」

「それは分かりました。脱線してないで、先生なりの表 1 の説明に入って下さいな」

というわけで表 1 をご覧ください。中医学をかじった人からでも苦情が来そうな杜撰な表ですが、北京中医薬大学日本校の教授、韓先生に見せた

表 1 中医学的な発症因子と対策となる生薬

熱	熱感、口渇、顔面紅潮、頭痛、易怒など 【対策】清熱法＝黄連、黄芩、石膏、知母、地黄、牡丹皮など
燥	口渇、皮膚や粘膜の乾燥、硬い便など 【対策】潤燥法＝地黄、百合、麦門冬、栝楼仁、玄参など
風	変動しやすい症状、痙攣、振戦、かゆみなど 【対策】熄風法＝天麻、蒺藜子、釣藤鈎、防風、荊芥など
湿	経過の長い停滞性の症状、消化器症状、むくみ、だるさなど 【対策】化湿法＝茯苓、白朮、沢瀉、薏苡仁など
寒	冷え、悪寒など寒涼性の症状 【対策】祛寒法＝附子、桂皮、乾姜など
気滞	腹や胸の苦悶・膨満感、張って痛い、憂鬱、いらいらなど 【対策】理気法＝香附子、枳実、陳皮、厚朴、柴胡など
瘀血	どす黒い顔色、静脈瘤、肩こり、痛み、月経関連症状など 【対策】活血法＝桃仁、紅花、牡丹皮、川芎など
痰飲	喀痰、悪心、咽頭異常感症、めまいなど 【対策】化痰法＝半夏、貝母、陳皮、厚朴、竹茹、遠志など
気虚	元気がない，息切れ、食欲不振、だるさなど 【対策】補気法＝人参、黄耆、白朮、山薬など
陽虚	気虚＋冷えの症状 【対策】補陽法＝附子、桂皮、呉茱萸、乾姜など
血虚	顔色が悪い、皮膚乾燥、筋肉のひきつり、目のかすみなど 【対策】補血法＝当帰、芍薬、地黄、何首烏、酸棗仁など
陰虚	血虚＋熱的症状（潤いの不足） 【対策】補陰法＝地黄、麦門冬、玄参、沙参、百合など

第5章 方剤学事始（生薬から方剤へ）

ら、「確かにこのくらいで通常の診療は足りるかも知れないですね」とコメントしてくれました。ま、とりあえずここでは「熱があればさます方法＝清熱法」「気滞（気の滞り）があれば気の巡りを改善する理気法」etc. を用いるのである。と漢字のニュアンスから感覚的にご理解ください。

また前作で述べたことなので、ここではくどく繰り返すことはいたしませんが。清熱法を用いると改善するのが熱証、潤燥すると良いのが燥証、補血すると改善するのが血虚証……etc. というところからスタートするのが科学的教育を受けてこられた皆様にお勧めのスタンスです（教科書的には「血の機能はこれこれ、故に血が不足すると……」となるのですが、血だ気だ……といっても、所詮イマジナリイな実体のない概念です）。

さて、方剤ではなく生薬の効能をのっけにご紹介したのは、生薬の組み合わせの妙が方剤の性格を決める（アタリマエダ）その感覚をご説明申し上げたかったから。以下、エキスメーカーのパンフお持ちの方は、それを見ながらお読みください（製剤に付いている番号もサービスで付けます）。

27番の麻黄湯、55番の麻杏甘石湯、78番の麻杏薏甘湯（ヨク）の三方に注目してみましょう。構成生薬を見ますと、この三方、四種の生薬から成る比較的単純な構成で、そのうち麻黄、杏仁、甘草の三つの生薬は共通しています。残りの一味、麻黄湯の桂皮、麻杏甘石湯の石膏、麻杏薏甘湯の薏苡仁（ヨクイニン）が違うだけです（図1）。

麻黄湯と麻杏甘石湯の適応症は似たようなものとお感じになるかも知れませんが、T社の表現でいうと、麻黄湯は「悪寒があり、自然発汗のない」状態に用いるべきもので、麻杏甘石湯は「自然発汗、熱感などがある」状態に適応するものです。

「大差ないじゃん」とおっしゃるかも知れませんが、漢方的には違うんですね、この両者。

麻黄湯は寒性の邪気にあたったものを治療する、麻黄杏仁甘草のセットに寒邪対策の桂皮を配合し、発汗を促進させ、寒邪を体表から汗にして追い出そうって方剤です（中医学業界用語で、辛温解表（シンオンゲヒョウ）と申します）。

麻杏甘石湯は、麻杏甘のセットに清熱剤（つまり熱証対策）の石膏を配合

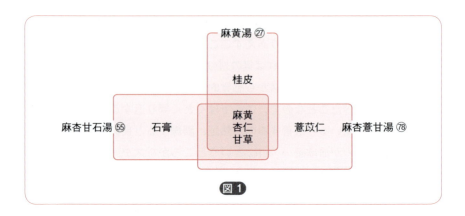

図1

し、肺に熱のある肺熱証の治療薬となるのです。パンフの適応症だけみますと「似たようなもの」かも知れませんが、漢方の文脈では、ある意味逆の性格を持った方剤とも言えるのです。

　また、麻杏薏甘湯は、例の麻杏甘のセットに湿邪対策の薏苡仁を配合し、湿邪の関与する関節痛や神経痛の治療薬となるのです。

　この三方、主薬は麻黄と言えるでしょう。麻黄なる生薬は植物でして、学名を Ephedra ナントカというものです。この植物から我が国の長井博士が19世紀にエフェドリンを分離精製したことが知られるところです。

　生薬麻黄は、もちろん純粋エフェドリンだけじゃありませんで、雑多な成分を含有しているのでしょうが、少なくともエフェドリンは含んでおり、エフェドリンが有する薬理作用は有していると漢方嫌いの先生方も認めてくださると思います。

　西洋医学の薬理学書にあたると、エフェドリンの作用として、強心作用、気管支拡張作用、中枢神経系興奮作用、痛覚閾値上昇作用などが記載されておりますが、同時に配合する生薬によってエフェドリンの持つ作用のどの側面を強調するか、これらの方剤を作った古人は認識していたようです。中国は漢の時代に成立したといわれる、傷寒論・金匱要略（張仲景なる名医の著とされます）に書かれています。すごいと思いません？

　一般の漢方好きの先生方には怒られる表現かも知れませんが、中医学言葉

を用いてちょいと補足します。中医学では麻黄という生薬は「性が温＝つまり体を暖める性質を持った生薬」と認識されます。これを麻杏甘石湯が適応とされる「肺熱証」に使うとすると、その「温性」はじゃまな性質ということも可能でしょう。その矛盾を解消するため（＝その温性をキャンセルするため）清熱薬の代表である石膏を副作用止めに配合した……と言ってもそう間違いではないと考えています（現代医学の薬物で言うと、ラシックスにアスパラＫとか、精神科業界で言えばハロペリドールにビペリデンを併用といった処方と通じる感覚でしょうか）。

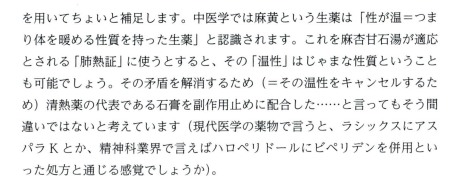

「どうだいエス君、生薬の効能に立ち返って漢方方剤眺めてみるのもオツなもんだろ」
「はいはい、おっしゃりたいことは分かります。でも手間取る勉強法ですよね」
「分かってないなあ。『エンリョとベンキョは大嫌い』が看板の無精な私がおすすめしてる勉強法なんだぜ、効率の良いことは保証できるけど」
「もう少し言いたいことありそうですね。」
「そう、具体的な方剤名は三つしか挙げなかったけど、例えば麻杏薏甘湯の親戚みたいな処方に薏苡仁湯というのがあります。これなんか麻杏薏甘湯の杏仁を抜いて、蒼朮（ソウジュツ）、桂皮、芍薬、当帰を入れたもの、って考えるとわかりが良くなるんだよ」
「某エキスメーカーが配っている手引き書には、薏苡仁湯は麻杏薏甘湯と比較して『関節症状は近似するが、体力中等度で、症状が顕著で慢性化している』としてありますが」
「まあ、それだって嘘じゃないとは思うけど、わかりにくい表現だと思わない？　中医学言葉を使っていうと『芍薬・当帰と補血の成分が強化されており、血虚の兆候も認められるとき』こちらの方がよろしかろう……ってことになるんだ。君が言ってる手引き書でいえば『慢性化』してるってところと通じるのかな（芍薬・当帰に関しては俗流語源の章、77 頁をご参照ください）。」

「なるほど、確かに先生流のほうが分かりやすいって言う読者もいらっしゃるかも知れませんね。では、先生の臨床経験をふまえた麻杏薏甘湯と薏苡仁湯の鑑別ポイントを教えてくださいな」

「鑑別点は前に言ったろ。でも、申し訳ないが『私自身の臨床体験をふまえて』言うことは出来ないんだ。やったことないから」

「え、先生、それって詐欺みたいなものじゃないですか！　先生の本出す企画、取り下げようかな」

「まあ、出してくれってこっちから持ちかけた訳じゃないんだから、没にするのは結構だけど、少し言い訳すると『精神医学系漢方医』を自称している私のところに、慢性関節リウマチのフレッシュな症例が飛び込んでくると思うかい？　来そうにないでしょ」

「つまり先生のところには、そんな単純な処方で片づく症例はないと……」

「そうそう、たとえて言えば、どんな名ピアニストだって、子供の頃はバイエルから始めハノンやらブルグミュラーやらの練習曲集でしょ？　少なくとも、コンサートでバイエルの曲を演奏しませんよね。麻杏薏甘湯の骨格は使うけれど、そのもの単独では使ったことはないんですわ。ごめんなさい」

「まあ、そりゃそうですな。なにか、もうちょっと総論的なことおっしゃりたそうな嫌な予感があるんですが」

「鋭いねえ、ちょいと陰陽五行についても書かせて……前作を皆さんが参照してくれればいらないっていえばその通りなんだけど、そういう訳にもいかないでしょ」

「しょうがないなあ、でも手短にお願いしますよ」

てな経緯で、もう少し総論的なことも入る本書です（でも、具体的な漢方薬ネタも入りますから乞うご期待！）。

コラム ● 風邪の対策を何と呼ぶか

 風邪(フウジャ)の対策を何と呼ぶか

　本書の執筆にあたって、我が医院出入りの中医師韓先生にはずいぶんと議論の相手になってもらい世話になりました。

　本書の執筆が本格化するまでは、中国語の通訳および中国将棋（＝象棋(シャンチー)）の対戦相手という関係でしたが、ここのところ私にとって「歩く中医学事典」として活用させていただいているという訳です。

　抑肝散のところを書いているときに、まあ、「風邪」を治療する方剤であることは当然であるとして、その方意を何と表現するかという問題で議論になりました。以下、そのときの二人の会話を紹介しましょう。細かい意味の解説はあえて付けません。何となく雰囲気を感じ取ってもらえれば十分です。

　「風を治療するのに、袪風とか熄風とかいう表現があるけど、どう使い分けるの」

　「そうですね、外風を治療するとき袪風といい、内風の治療は熄風といいます」

　「じゃあ例えば痙攣みたいな、内風と考えやすい病態の時は熄風だよね、蒺藜子とか釣藤鈎なんかがそうだということだね」

　「そうですね」

　「花粉症みたいな外因によるアレルギー症状は外風と捉えられることが多い訳で、そんな時よく使う荊芥とか防風（生薬名）なんかを袪風薬というわけだよね」

　「うーん、でも、破傷風なんかで起きる痙攣には防風つかい

ますしねえ」
　「（薬学書を見ながら）なるほど、痙攣というといかにも内風だけど、この本では袪風鎮痙作用がある……なんて表現してあるねえ」
　「はい破傷風みたいな病気を説明するのに、"外風引動内風"という表現をすることもありますね」
　「内風を治療するとされ、この本でも熄風薬に分類されてる蒺藜子だけど、私かゆみ対策として使いますし」
　二人の会話は、こんな出だしで始まり、マニアックに展開していくものなのです。
　何故こんな会話を紹介したかというと、熄風するか袪風するかみたいな表現にこだわることのむなしさを感じてほしかったからです。そんなのどうでも良いじゃないですか。
　ま、中国風の表現知ってると、紹介状書くときにカッコつけられる、って御利益はありますけどね。
　曰く「気血両虚、肝陽化風と弁証し、平肝熄風、気血双補の意味で抑肝散を処方いたしました。向後の治療よろしくお願い申し上げます」なんてね。でもそれがどんだけのものなんでしょう。
　「血虚証がベースにあり内風による筋の引きつりなどの症状も認め、いらいらと易怒的な傾向もふまえ、抑肝散を処方してみました……」というような日本語主体の紹介状の方が、好感もてるんですけどね。

第6章

オモシロ漢方活用術

陰陽五行論について
（臨床のヒント満載！）

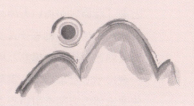

　総論は手短にというエス君の注文なので、ごく軽くまいります。まともにやるとなりますと東洋哲学ご専攻の偉い先生が分厚い本を一冊といったテーマですが、私はそこから臨床的ヒントをいかに引き出すかということに絞って述べましょう（それしかできないという説もありますが）。

　陰陽論と五行論は元は別個に誕生した哲学的態度とされます。それが何となく相補うように漢方医学にも取り入れられたとご理解あれ。

　まずは陰陽論です。一言でくくればプラスとマイナス、相反する二つの力が作り出す動的恒常性（ホメオスターシス）を説明する体系と言えましょう。

　自動車でいえばアクセルが陽でブレーキが陰でしょうね。ブレーキだけの車なんて動かないでしょうし、アクセルしかない車も恐ろしくて機能し得ないでしょう。アクセルとブレーキの力はバランスが要求されます。まとめて言えば、機能亢進的に働くのが陽で鎮静的に働くのが陰です。人体でいうと熱・乾燥などが陽に属し、冷やす力・潤いなどが陰と認識されます。

　釈迦に説法の蛇足を加えますと、私達恒温動物の体温がほぼ一定に保たれているのは、体が冷えれば筋肉活動を活発に（酸素消費を増やし）体温を上昇させる方向の力が作用し、逆に暖まりすぎたら発汗するなど、体温を下げる方向の力が発現しているが故ですね。エアコンディションに例えれば暖房装置と冷房装置を常に作動させているような贅沢なシステムといえましょう。漢方では前者のような力を「陽」と称し、後者を「陰」と称するのです。

　例えば、熱感～火照りという症状を考えてみましょう。陰陽論の理念的には二通りあるといえます。すなわち陽の過剰か陰の不足です。46頁の表

1を見直してください。「陽の過剰」は熱邪の存在ということになりましょう。「陰の不足」は文字通り陰虚に相当します。熱邪の存在による熱感のことを「ない方が良いものの存在」と捉え実熱と称します。陰＝体を潤しさます機能が想定されるサムシングの不足でも熱感は生じ得ます。これを先述した実熱と対比して虚熱と称します。

表に示したように、実熱に対しては「清熱法」を用い、表に示したような生薬主体の方剤を用いることになります。代表的な方剤として黄連解毒湯、三黄瀉心湯〔乱暴に言い切りますと黄連解毒湯プラス大黄（＝下剤）だと思ってください〕などがあります。

また虚熱に対しては「補陰〜滋陰法」がベースになるとお考えください。具体的には六味丸が基本でしょうか。方剤名から容易に連想されるように、滋陰降火湯や滋陰至宝湯なども応用可能でしょう。

逆に冷えの症状は、陽の不足（＝陽虚）もしくは陰の過剰（＝寒邪の存在）と認識されます。表をご覧いただければ分かるように、どちらに対しても附子、桂皮、生姜など温性の生薬を用いることが多いのです。

〔例えば同じく桂皮（シナモン）を用いるのでも「寒邪」対策として使うなら袪寒法（瀉法的発想）ですし、陽虚対策なら補陽法（補法ですね）ということです。私が「漢方的証は決意表明」と変な表現をしたニュアンスご理解あれ〕

「先生、熱感の治療のほうは具体的な方剤名まで出してくださり分かりやすいのですが、冷えのほうは歯切れ悪いですねえ。それに「冷え性」に適応のある加味逍遙散なんか、表に出ている桂皮だ附子だが入っていないどころか、牡丹皮だとか山梔子なんて「清熱薬」まで配合されてるじゃないですか、どういうことなんですか！」

「さすがエス君するどいツッコミだねえ。例えばビルの空調のたとえで、ボイラーの燃料をケチっているのを補うのが補陽法の考え方で、配管の調整をするのが加味逍遙散が有効な冷え性、って感覚かな。加味逍遙散のパンフ

第 6 章 陰陽五行論について（臨床のヒント満載！）

見ると、確かに適応症に「冷え性」はあるけど、同時に使用目標のところに「上半身の灼熱感」なんてのもあるだろ。いわば「熱の不均衡」とでもいえる症状を改善できる可能性があるということです」

「分かりました、補陽法の代表的な方剤の紹介をお願いできますか」

「そうですね、補陰の基本と申し上げた六味丸に桂皮と附子を加えた八味地黄丸が代表かな」

「補陽する方剤になんで補陰剤の六味丸が入っているんですか」

「図2をご覧ください。ヤジロベーのイメージです。正常バランスのAは左右の陰と陽の量がしっかりあり安定している状態です。陽虚の場合、経験

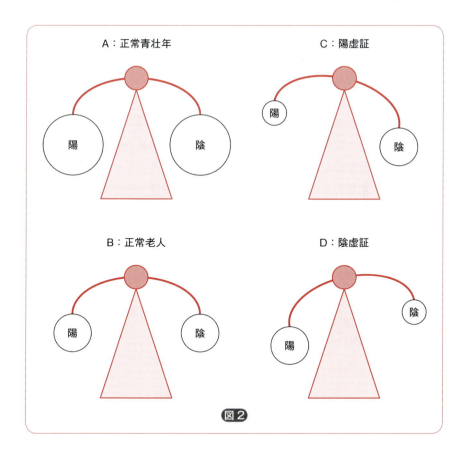

図2

的に陰も絶対的には不足してることが多いのですわ (C)。だから陽を補うだけじゃなくて (B)、陰も同時に補ってあげたほうが (A)、安定感が増すって感覚ですな」

「陰陽論の次は五行論なんでしょうね、陰陽論は体温調節の例などでなんとなく分かるような気もするんですが、五行ってあの五角形の図で説明されるものでしょ？ あんなの臨床の役にたつんですか」

「ごもっとも、これまで何回か名前を挙げた江戸時代の名医、吉益東洞先生は陰陽五行は思弁的にすぎると否定されたそうです。でも多くの中国オリジンの方剤は、陰陽五行論を念頭に置いている中国人医師によって創始されたのでしょうから、東洞先生が否定されたからという理由だけで素通りすべきものとも思えません。そもそも東洞先生だって、学んでから否定されたんでしょうからね」

といったような訳で、五行論の説明に入らせていただきます。まずは図3をご覧じろ、これがエス氏の言った「あの五角形」です。

寒熱やら潤いと乾燥といった二つの方向性で説明出来る事象ならば、陰陽の二元論で十分なのかもしれませんが、卑近なところでじゃんけんの三すくみ。ちょっと医学的な例を挙げますと、間脳・下垂体・内分泌器官三者の関係といった、プラスとマイナスの二元では説明の難しい多要素の間で相互作

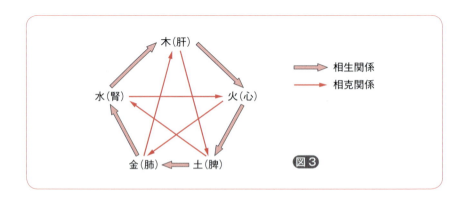

図3

第 6 章　陰陽五行論について（臨床のヒント満載！）

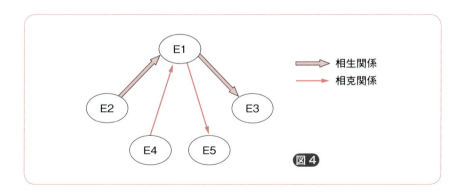

図 4

用が認められ、動的平衡〜動的恒常性が保たれているシステムを考えたがる人間が昔からいたようです。

前作で開陳した五行論が何故「五」行であるかについての、勝手な私の新説。一部同業の読者に評判良かったのでもう一度述べさせてもらいます。

「世の中森羅万象、複数の要素が互いに影響を及ぼし合って恒常性を保っているはずだ」という命題が前提で図 4 をご覧ください。

まずはある要素 E1 があるとして、

E1 を生み出すもの E2

E1 が生み出すもの E3

E1 を抑制的にコントロールするもの E4

E1 が抑制的にコントロールするもの E5、が存在すると考えたのでしょう。

で、この E1 に付帯して E2 〜 5 の 4 つの要素が独立して存在し、それらを全て含んだ系がひとまとまりに統一体を作っているはずだ……と考えると、その系の構成要素は最小で 5 つになり、結果的に図 3 の五角形のような相互関係を持つはずだ、と考えた中国人が昔いたんではないか、ということです。

五行論とは、木的なもの、火的なもの……の相互関係です。

木は火を生み、火は土を生み……という外側の五角形が「相生関係」。

木は土を克し（抑制的コントロールし）土は水を克す……というのが相克

表2 五臓の機能と病理

	表裏をなす腑	生理機能	病的状態
心	小腸	主血脈、主神明＝血液循環機能、大脳皮質の高次神経中枢など	動悸、心煩、不眠、多夢、狭心痛、譫言（ウワゴト）、めまい、意識障害、精神病状態、多汗、舌痛など
肺	大腸	主気、主皮毛、通調水道＝呼吸機能、皮膚機能、体液の運行を調節など	咳、喘息、胸痛、発声障害、喀血、鼻閉、咽痛、浮腫、皮膚乾燥、大便が堅くつかえるなど
肝	胆	主疏（ソ）泄（セツ）、蔵血、主筋＝情緒系中枢・自律神経系・筋肉運動系の調節、視力に関与など	乳房や側腹部の張り、いらいら、易（イ）怒傾向、痙攣、四肢の麻痺・しびれ、睡眠障害、視力障害など
脾	胃	主運（ウン）化（カ）、主統血、主肌肉＝水分代謝、栄養代謝、末梢循環機能、筋肉を栄養など	腹張、腹痛、食欲低下、便通異常、だるさ、浮腫、嘔吐、体が重い、やせ、出血、内臓下垂など
腎	膀胱	主蔵精、主骨、生髄、主水＝生命維持、泌尿生殖、内分泌・脳機能・呼吸機能にも関与など	腰痛、種々の排尿障害、陰萎、浮腫、喘息、痴呆、耳鳴り、火照り、歯や骨の異常、毛髪の異常など

注）生理機能では、はじめに中医学での機能を示し、＝の後にそれに対応する西洋医学での機能を示した

関係。

　人体内の臓器で言えば（当然ながらこういった理論が出来たのは、彼らが肝臓やら心臓やらの正確な生理機能を理解するずっと前）木は肝、火は心……という相互関係があるはずだ、という屁理屈が成立したのです。

　そして表2に五臓の想定される機能とその病的状態を示しました。この表の心の病的状態のところに「不眠」とありますが、不眠がすべて心の病態という意味ではなく「心の関連することが多い」くらいにご理解ください。

　また表裏をなす腑として肝・胆、腎・膀胱……などを示していますが、あまり深く考えず、何となく「関連が深い臓と腑」くらいにご認識ください。そしてこれら臓器の機能はイマジナリィなものであるということはご注意ください。

第6章 陰陽五行論について（臨床のヒント満載！）

「先生、はしょってくださるのは有り難いんですが、臓腑ってくらいですから臓と腑の説明くらいしてくださいよ。それにこれいわゆる『五臓六腑』なんでしょ？　臓のほうは五つありますが腑は六つないようですが……」

「はいはい、一応臓は実質性の器官、腑は中空の器官ということになってますな。六腑の残り一つは『三焦』とされています。古人の言い方にも混乱がありまして、水液の通路としてみたり、体の部位を称する言葉だったり、それこそ解剖学的実体などないに等しい概念といって語弊はないでしょう（他の五腑は一応我々が認識している解剖学的実体を意味しているようです。ま、五臓はともかく腑のほうを意識するのは、あまり臨床的にはどうかと思われますので、初学の間は無視していてよろしいかと思います」

「先生は五臓だけ意識してればよろしいとおっしゃるんですな」

「うーん痛いところのツッコミですね、肺・大腸、の表裏関係はときどき意識します。要するに『便秘すると皮膚が悪化することが多い』って感覚ですか。表2にも『肺は皮毛をつかさどる』とありますでしょ、でも他のはねえ……って感覚です。ま、とにかく五臓の関係を意識することで臨床医的ヒントをいただけるというネタです。気管支喘息にどう対処するかということを、五行論および五臓が想定されている機能をふまえて語らせていただきましょう」

　中医学の立場からも、気管支喘息やら慢性の呼吸器疾患の症状が発現するのは「肺」であるといってかまわないと思います。昔の漢方的解剖図がいかにイイカゲンといっても、胸郭の内側にあるフワフワした臓器を肺と称しておりましたし、咳や喘息、喀痰（この文章では狭義の痰＝ sputum を指しています）といった病的現象は肺で起こっているという認識は持っていたのでしょう。

　ちょっとだけ中医学的呼吸生理を語ります。肺は外界から清気（ま、酸素と言い換えても良いのかな）を取り入れる機能が想定されています。そして取り入れられた清気はどうなるかというと「腎で納められる」とされます（も

ちろん私達が知る kidney にそんな機能があるなんて私だって思っちゃいませんよ）。

前段をふまえると、肺の病気のみならず、腎の機能失調でも呼吸器症状を引き起こしうることになります。前作でも紹介しましたが、小児喘息だった私の娘、六味丸（＝腎陰を補うとされる薬）が飲めるようになってから、喘息発作の頻度・程度が格段に改善しました。エキスメーカーのパンフレットにはこの使い方書いてないのが残念ですね。

私が娘に六味丸を使ったのは、冷えの症状がない子供だったから。冷え性の老人で、呼吸器症状があるような場合、八味地黄丸などが適切でしょう。

ま、しかし喘息の治療に関して、腎に働きかける方剤から始めるのはちょっとへそ曲がりでしょうね。素直にいうと肺に働きかける方剤から書き始めるのが普通でしょう。

肺に働きかける方剤としてまず始めに述べるべきは、気管支拡張作用を有するエフェドリンを含有していることが確実な麻黄含有のものでしょう。例えば、麻黄湯、小青龍湯、麻杏甘石湯などですね。麻黄配合処方の使い分けは熱邪がからむのか寒邪がからむのかで考えるべきでしょう。麻黄湯と麻杏甘石湯の使い分けは5章（47頁）で述べました。熱証なら麻杏甘石湯（これに桑白皮を加えた五虎湯もほぼ同様のものと割り切りましょう）で、寒証なら麻黄湯という使い分けです。寒熱の区別は素朴に「寒気があり痰が薄く白〜透明なら寒証、寒気はなく痰が黄色粘稠なら熱と」とお考えください。はじめは寒証だったものが、時間経過とともに熱証に変化することはままありますので、治療方剤は固定的に考えずに、状態に応じて調整する柔軟さはあらまほしいものです。

ただ、前段で述べた方剤は、どれも急性期に用いるものというイメージのもので、現代的には「時々軽い発作を起こすようなケースの頓服用」という位置づけで用いるといいでしょう。また、西洋医学的にも気管支拡張剤を常用させることありますよね、それの代わりという感覚での使用もあります。

気管支喘息も保険適応病名にある小青龍湯という方剤があります。別名温肺化飲湯ともいい、ごく平たくいうと五味子や細辛といった抗アレルギー作

第6章 陰陽五行論について（臨床のヒント満載！）

用をもった生薬の配合があり、全体としては温性（寒証対策ですね）で痰飲を治療する半夏も入っていますので、アレルギー性の要素が強いケースで「薄い水様の痰が多いケース（＝寒飲とよく言います）」に適します。

小青龍湯から麻黄を抜いたような処方が苓甘姜味辛夏仁湯（リョウカンキョウミシンゲニントウ）です。麻黄を含有しませんから気管支拡張作用は弱いのですが、抗アレルギー性の生薬の配合はあり小青龍湯だと麻黄の副作用で動悸がするようなケースに適するでしょう。

小青龍湯的な抗アレルギー作用もほしい、麻黄の気管支拡張作用もほしい。ただし、痰や鼻汁が黄色粘稠になってきて（業界用語で熱化と表現されることが多い）その温性がじゃまに感じられるような時は、111頁で述べる桔梗石膏を小青龍湯に加えて用いるのも一法です（石膏単味のエキスありませんからね）。もしくは、苓甘姜味辛夏仁湯に麻杏甘石湯を合わせて用いると近い雰囲気になります。そしてそれよりさらに麻黄を強化したければ、小青龍湯＋麻杏甘石湯もありでしょう（ただし、麻黄含有処方をだぶらせる時は、麻黄の副作用、心悸亢進・不眠などに注意してくださいね）。

さて、気管支喘息の漢方治療は、肺と腎だけに注目していれば良いかというとさにあらず。五臓の残り三臓ですが、心はともかく脾と肝には注意を向けるべきです（心は考える必要ないというつもりはありません。副次的に配慮することはありますが……です）。

まず五行の五角形の図を見直してみてください。肺（金）を「生むもの＝エネルギーを与えるもの」は脾（土）ですね。この「相生関係」の見地からいえば土は金の母なのです。臓腑言葉に置き換えると、脾（消化吸収をつかさどる機能系）が肺にエネルギーを供給しているという考え方が成り立ちます。

前段をくだいて言えば、暴飲暴食といったような消化器系（脾）に負担をかけるような状況をきっかけに悪化するケースは存在するわけです。そんなとき、脾を補うような（たとえば六君子湯のような）ものを併用するとよろしいようです。

「風が吹けばおけ屋がもうかる」みたいな屁理屈に感じられるかもしれま

せんが、中医学教科書に「脾為生痰之源、肺為貯痰之器〔脾、すなわち消化吸収をつかさどる臓器の不調は痰（水分代謝がうまくいかなかったゆえに生成された病理的産物）を生み出す原因であり、その痰が悪さをする場が肺である〕（かなりな意訳にて失礼）」という有名なフレーズがあります。脾の機能調整も重要といえましょう。

　逆にいいますと、肺に対する治療は、古典的エフェドリンより（麻黄の主要成分）新薬の気管支拡張剤のほうが動悸などの副作用も少ないでしょうし、そんな搦め手からの治療に漢方方剤は役立つのではないかと考えています。つまり、西洋医学的な気管支拡張剤をすでに常用しているようなケースの場合、麻黄含有処方で直接肺に働きかけるというより、他臓に目を向けた処方を加えるといいのではないかという提言です。

　それから、ストレス状況でいらいらしたりといった状況で悪化する方もありますよね。そんな時に「肝」を意識するといいようです。麻黄含有処方でそんな配慮が含まれているのが神秘湯ですね。これを用いちょっといいんだけど痰が取れない……といったときは半夏含有処方を加味するといいでしょう。

　肝と脾そして脾の機能障害により生じた痰（これまでの記載でニュアンスご理解いただけるでしょうか）に対応した方剤が柴朴湯（サイボクトウ）と言えるでしょう。エキスメーカーおすすめのガイドブックには「発作間歇期」にとしてあるようです。たしかにこれが適応する症例も多いと思いますが、この柴朴湯、小柴胡湯（ショウサイコトウ）と半夏厚朴湯の合方ですので、体を乾かしすぎる弊害が心配されます。柴朴湯がいいケースは、痰が絡みやすく舌苔が厚いような方でしょう。乾燥症状があり、舌苔が少ないといった陰（潤い）の不足しているようなケースには注意が必要ですな。

「先生は望診のうち、中医学書が多くのスペースを割く舌診の重要性はさほどでなく『望診のごく一部でしかない』といったお立場のようですが、柴朴湯の説明のところで、さりげに舌診所見書かれてますね」

第 6 章　陰陽五行論について（臨床のヒント満載！）

「さすがエス君だねえ、見逃してもらえませんでしたか。まあ、重要性はさほどでないと言っているので、重要じゃないとは言っておりませんので……」
「それを書くなら、少し基本的な診方の説明してくださいよ。ごく簡単で良いから」
「簡単に説明しきれないから、確信犯的にスルーしたんだけど……、仕方がないからごく大雑把にまとめておきます。」

1）舌の形（括弧内は中医学業界用語、覚えるもよし、覚えなくてもよし）
　ボテッとはれぼったく、縁に歯のあとが付いているような舌（胖大^{ハンダイ}）：気虚、陽虚、湿盛
　舌が反対にうすく痩せたもの（痩癟^{ソウヘツ}）：津液の不足、気・陰の不足
　赤い隆起や点（点刺）：熱盛
　溝が走っている舌（裂紋）：津液不足（先天性で、病的意義ないこともある）
　舌苔がなくてらてらしている（光滑）：陰虚

2）舌質の色
　淡紅色が正常で、色が薄ければ気血の不足〜寒証。赤みが強ければ熱証。暗かったり紫かかれば瘀血
　舌苔：
　　薄く白いのが正常としまして。厚くなるのは病勢がすすんでいるそうです。
　　ネチョっとして見える苔、英語で言うと oily（賦苔）：湿邪の存在
　　はがれて見える苔（剥苔）：気虚や陰虚
　舌苔の色：
　　白ければ正常〜寒証。黄色ければ熱証

「先生、やけに簡単ですね。こんなもので良いんですか」
「いいんじゃないかなあ。これをふまえて柴朴湯が良さそうな舌診所見を書きますと、舌質はちょいとボテッとした感じで歯痕があってもいいでしょ

う．舌苔としては，ちょっと黄色みのあるネチョっとした苔が厚めに付いている人ということになりますね」

「ついでに六味丸の良さそうな場合もお願いしましょうか」

「陰虚証であることですから，舌質は痩せた感じが典型でしょうか．そしてその色は赤く，舌苔は薄い〜ないといった方ですね」

「先生，ついでに脈診について語れませんか？」

「脈診の実際について文章化するのは至難の業です．教科書的には28種類の脈象があると言われていますが，私にはそんな弁別はできませんし，時代劇なんかで名医が脈を診て『ふむ，心の臓が云々』っていうシーンがあるけど，あれも嘘くさいと思ってます」

「すると，脈をとることは意味がないとおっしゃりたいのですか」

「そうでもないんですよね．図5のように脈と臓腑の関係が言われてまして，例えば右手の寸脈（つまり肺の状態を示すとされる箇所）が妙に浮いているようなとき『カゼ気味じゃない？』などと，かまかけると，何でわかるのかと，驚かれることはありますね」

「どういう学習法をすれば分かるようになるんですか」

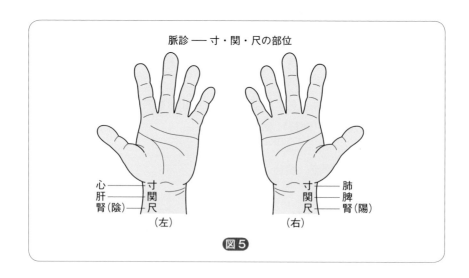

図5

第 6 章 ● 陰陽五行論について（臨床のヒント満載！）

「絶対脈診が身に付かない学習法というのは分かりますよ」
「へえ、どういうことです」
「患者さんの脈を診ない診療をしている限り、万巻の書を読んだところで、脈診が身に付くはずはありません。まずはすべての患者さんの脈をみる習慣をつけることです」
「闇雲に診ていればいいんですか？」
「とりあえず強いか弱いか、浮いているか沈んでいるか（＝軽くふれたときでもとりやすいか、強く抑えないととりにくいか）、ビンビンしてるか滑らかかといったことを直感的に記録してみてください。少なくとも『その患者さんにしては』強いとかの変化には意味があると思いますよ」
「本を読むのはそれからでもいいということでしょうか？」
「それからのほうがむしろいいのかも知れません。診断というのは後からつくことがありますでしょ、以前感じた脈の雰囲気とその診断を突き合わせて帰納するのが良い学習法だと思います。また脈を診て近い将来を予想するのもいいと思いますよ」
　まあ、興味ある向きは「中医学入門」という類の書物にあたってみてください。舌診は写真付きで解説してあります。

漢方薬はいつまで飲むの？

　巷間、漢方薬は半年飲まないと効き目が分からないなどと言われもします。

　もちろん、そんなわけはないのでありまして、本書 93 頁でも、こむら返りに対する芍薬甘草湯や、咽頭痛に対する桔梗湯などの即効性について述べます（ここに挙げた二方だけが即効性があると言うわけではありませんよ。即効的に効く方剤はいくらもあります）。

　ただし、慢性に経過する症状に対する効果は、ある程度の期間継続服用してもらって「そう言えば飲み始める前と比べて何となくよくなった」というレスポンスをいただけるというケースもままあります。そんな方々から頻繁に受ける質問を表題にしてみました。結構難問だと感じています。

　まずは一般の患者さんに対する標準的返答の再現からやってみましょう。ここでは煎じ薬を処方して、何回か加減（生薬の種類や量の調整）をして満足できる程度に症状が落ち着かれた方を想定しています。

　「うーん、真面目に答えるとなると、結構難しい質問なんです。これまで、何回かご来院いただいて、微妙に生薬調整してますでしょう？　つまり、あなたに処方しているのと全く同じ漢方薬を飲んでいる人はいないのですわ。だから厳密な意味で統計的事実に基づいて『いつまで飲めばよい』って言いにくいんですよね。だから、服用量を減らして、例えば一日量を二日で飲むようにして、症状が悪くならなければ、さらに減らし

コラム ● 漢方薬はいつまで飲むの？

て，そして止めてみるようにするのが安全だと思います」

そして減らして悪くなるようだったら元にもどせばいいと続けることになります。

インテリジェンス高そうなひとなら，新薬の治験するやりかたの RCT やクロスオーバー試験について説明し「あなた一人じゃ RCT も二重盲検もできないから，クロスオーバーの基本方針をいただいて確かめるわけです」などという言い方しても良さそうです。

まあ，とりあえず，トレンドの EBM からはちょいと外れたところで仕事している自覚はありますので，「所謂しっかりしたエビデンスありませんから，押し売りはいたしません。ただし，医者の良心に基づいてベストを尽くすことは約束できる」

という構えを，漢方治療導入時には伝えるようにしております（時に気障ですが，前段とほぼ同一の台詞を口走ることもあります）。

ご参考までに。

第7章

オモシロ漢方活用術

漢方方剤学習法

　「なにい、学習法だあ、こちとら手前なりの勉強法で医者になり、学位もとったんでい、お前なんぞの講釈なんかいらねえ」
　と、おっしゃる向きもありましょう。本章で私が提示するのを採用するもしないも、皆様のご自由ですが、割に能率的なやり方であるという自負なきにしもあらず。おつき合いください。
　本当は序文で書いたように信頼できる師匠につき、師匠の指示する処方箋書きから始めるのが良いのでしょうが（中国での教育はそんな感じ）そんな環境は日本には少ないでしょうし、多くの皆様には時間的な余裕もないでしょう。
　中国語に堪能なら、中医学の大学で使われている「方剤学」教科書のオマケについている漢詩形式の「歌訣」を覚えると、構成生薬も暗記でき、作用も分かるので、煎じ薬をご自身で処方してみたい方にはおすすめです。でもしかし、そこまでマニアックなレベルを目指す読者も少ないでしょうから、下田流漢方方剤学習法を述べます。
　まずは46頁の発症因子と対策となる生薬の表をご覧ください。とりあえず熱、痰飲、気虚、血虚にご注目いただきます。そしてこれらの発症因子に対応し、エキス剤もある代表的4処方を紹介します。エキス剤の番号もサービスしましょう。エキスメーカーのパンフレットお持ちの方は、それを見ながら本章お読みいただくのがおすすめです。

熱邪に対して：黄連解毒湯＝黄連、黄芩、黄柏、山梔子、15
痰飲に対して：二陳湯＝半夏、陳皮（茯苓、生姜、甘草）、81
気虚に対して：四君子湯＝人参、朮、茯苓、甘草、（生姜、大棗）、75
血虚に対して：四物湯＝地黄、当帰、芍薬、川芎、71

　二陳湯と四君子湯の構成生薬の一部をカッコでくくったのは、ちょいとキモから外れるところだからです。
　エキスメーカーがくれるパンフレットを見ますと、構成生薬数が二桁に達するような、複雑な処方が並んでおり、漢方初学者をして「こんな複雑なもの、構成生薬から理解しようなんてとっても無理」と怖じ気づかせるのに十分な記載がされています。
　ところが、これら4処方が理解できた、という前提で話を進めますと、かなり多くの処方理解が容易になるというネタです（正直申しまして、よそでも書いたり、喋ったりしておりますので、また書くのは気がさすんですが、まあ、高名ならざる私の仕事です。お許しあれ）。

　まずはごく簡単なところからいきましょう。57番に温清飲という方剤があります。8つもの生薬から構成されていますね（図6）。地黄、当帰、芍薬、川芎の部分は四物湯、黄連、黄芩、黄柏、山梔子は黄連解毒湯であることがわかります。つまりこの温清飲は血虚の症状と熱証の症状を併せ持つ症例にむいた方剤ではなかろうか？　と見当が付けられるでしょ。
　現にT社のパンフの冒頭に曰く「皮膚の色つやが悪く（＝血虚の症候）、のぼせるもの（＝熱証を示唆）に用いる」とあります。そして温清飲を念頭において荊芥連翹湯 50 や柴胡清肝湯 80 をみてください。割合はちょっと変わりますが温清飲の構成生薬がまるまる入っていることが分かるでしょう（この二方については、一貫堂について解説する11章で述べますので、ここでは詳述いたしませんが、血虚と熱証両方がある人向けの方剤である、と言い切っても間違えではないでしょう）。

(57) 温清飲

(71) 四物湯

地黄 ｝補血 ｝調経・止痙　滋陰
当帰
芍薬 ｝活血
川芎

⑮ 黄連解毒湯

黄連
黄芩 ｝清熱瀉火・解毒・涼血・化湿 ｝（利胆）
黄柏
山梔子

図6

さて次には気虚に対する基本処方、四君子湯に行きましょう。四君子湯と四物湯を念頭に置き十全大補湯 48 をご覧ください。十全大補湯＝四君子湯＋四物湯＋黄耆、桂皮という関係が見えてくると思います（図7）。黄耆というのは人参とならぶ代表的な補気薬ですから四君子湯のオマケみたいなものと割り切りましょう。桂皮というのはシナモンでして、体を温める作用があるとされるものです。つまり、10 種類の生薬で構成される十全大補湯も気・血ともに不足気味でちょっと冷える傾向のある人向きの方剤ということが想像できますでしょう。そういう意識で、エキスメーカーのくれるパンフをご覧になると理解が深まると思います。

ついでに申し上げますと、四君子湯には以下のような加味方があります。

四君子湯＋α：六君子湯 43、帰脾湯 65、人参養栄湯 108、加味帰脾湯 137

⑷⑻ 十全大補湯

⑺⑸ 四君子湯

人参	補気健脾	生肌・固表
朮		
茯苓		
甘草		
（生姜，大棗）		

⑺⑴ 四物湯

地黄	補血	
当帰		
芍薬	活血	
川芎		生肌

黄耆	補気
桂皮	補陽散寒

図７

コラム

帰脾湯のトリビア（朮の使い分け）

漢方方剤学習法の章で、四君子湯＝人参、朮、茯苓、甘草、生姜、大棗と書きましたが、二番目の生薬、本文では単に朮と書きましたが、メーカーによって蒼朮・白朮の違いがあります。

うるさいことを言えば、朮という生薬は「健脾利湿」の薬効を持ち蒼朮と白朮では蒼朮の方が利湿に勝り、白朮のほうが健脾

に勝るということになるんでしょうが、この際「似たようなもの」と割り切るべきかなと思ってます。

　まあ、私だって「ちょいとうるさい先生」と目されているでしょう。自分で煎じ薬処方するときは使い分けますよ。でもエキス剤でやるときは、大体同じようなもの、と割り切ったほうが実際的かなと思います。

　今の私は、20年以前開業して以来、全処方院外薬局ですから、そんな配慮とは無縁なのですが、自分の医院に院内薬局を持つとしたら……という前提で考えると、四君子湯を置く場合白朮のものと蒼朮のものと二種類置くか？　と言われれば、どちらか一つだけにする、ってことです。そんなに厳密に使い分ける必要もないでしょう。

　朮の使い方で言うと、業界最大手の（この際固有名詞出しましょう）ツムラ社は蒼朮がお好き、という印象を長年持っていました。他社が白朮使っている処方でも、ツムラだけ蒼朮ってのも結構あります。

　四君子湯を出しているメーカーは少数派なんですが、ツムラのみが蒼朮で、他社は白朮です。で、白朮を使いたがるメーカーは、どっちでもいいや的な処方に白朮を使うという傾向。ツムラ社は蒼朮を使いたがるという傾向を感じておりました。

　で、中医学的な教育を受けたものとして「加味帰脾湯＝帰脾湯＋柴胡、山梔子」という命題がしみこんでいるのですね。蒼朮大好きな印象のあるツムラの帰脾湯に入っている朮が白朮で、その加味方である加味帰脾湯に使われている朮が蒼朮であるという事実に気づいたのが、わずか数年前なんです。びっくりしました。このネタ、初心の読者には面白くもないでしょうが「あのシモダがまた偉そうに本だしたって、どんな与太書い

てるんだ」ってスタンスでお読みくださっている方々には、新鮮かも知れません。

ま、とりあえず、読者諸賢に送りたい、同名エキス製剤の使い分けとして、朮の使い方としていえば……。

蒼朮だろうと白朮だろうと大差ないという認識で OK。ただし、蒼朮使いのメーカーで「ちょいと良いけど乾燥症状がでる」というようなケースでは、白朮使いのメーカーに換えた方が良い可能性がある、ということ。

逆に、白朮使いのメーカーから始めて、湿性の症状がイマイチって場合、蒼朮を使っているメーカーのものに換えるというのはありだと思います。

　構成する生薬数が二桁に達するような、一見複雑な方剤でも、四物湯と四君子湯という二つの基本的な方剤をふまえて見ると、それのプラスαと言えるものが数多くあることが理解できると思います。

　例えば、先述した温清飲およびその加味方（＋αという意味です）や十全大補湯の他に、以下のような四物湯の加味方といえる方剤がエキスにもなっています。

　四物湯＋α：七物降下湯 46、芎帰膠艾湯 77、当帰飲子 86、等々

　網羅的な解説は、本書の趣旨に反しますのでいくつかについて語ります。では七物降下湯です。これはこれまでにもお名前を挙げさせていただいた大塚敬節先生が、ご自身の高血圧症からくる眼底出血を起こしたときに作ったものとされています。「流石、大塚敬節、すごい方剤を作ってしまうんだ」と感じられるかも知れませんが、私としては正直言って「大したものじゃない」って感覚はありますな。大塚先生、ご自身に血虚的な症状を感じたのでしょう。さらに「ちょいと疲れやすいかな……」でプラス黄耆。ちょいとのぼせるかな、でプラス黄柏、血圧高いから、プラス釣藤鈎みたいなものだと

思いますよ。

　付記、前段は草稿段階のものをあえて直さず記しました。その後、資料を調べていたら、大塚先生ご本人による構成の意味を発見しましたので、創始者に敬意をはらい、その段落を引用します（南山堂「症候による漢方治療の実際」）。

　「釣藤には脳血管の痙攣を予防する効があるらしいし、黄耆には、毛細血管を拡大する効があるらしいので、これを用いることによって、血圧が下がるのではないかというのが私の考えであった。四物湯を用いたのは止血の意味であり、黄柏を入れたのは地黄が胃にもたれるのを予防するつもり（後略）。」だそうです。

　流儀の違いを感じました。止血を意識するなら後述する芎帰膠艾湯的な配合を私は考えてしまいますし、地黄の胃もたれ対策なら、縮砂のような理気薬の配合を考えるところです。初心の読者に対する解説としては、私の草稿の方がよろしいのでは……という自負はあります。

　それはともかく、せっかくエキス剤になっているのですから、活用しない手はありませんで、私としては「しっかり補血したい、さらに釣藤鈎使いたい」みたいなときにこの処方を考えます。

　次には芎帰膠艾湯です。これを四物湯の「加味方」と言いましたが、実は歴史的に言えば、こちらの方が古いんですよね。そして今の健康保険適応の病名は「痔出血」だけになっていますが、本来は婦人科系の過多出血に用いるような処方なんです。

　つまり芎帰膠艾湯は、四物湯＋艾葉（ガイヨウ）、阿膠（アキョウ）、甘草なんですが、甘草はともかく、他の二味は止血剤みたいなものですから、四物湯が適応になる血虚状態で出血過多がある……となると、婦人科的に使いたくなりますよね。そんな処方です。

　そして当帰飲子、乾燥肌で冷え性といった方で、慢性湿疹〜かゆみを訴えるような人によく効きます。エキスメーカーのいう通り、老人性瘙痒症に良い薬です。成分をみると、四物湯＋蒺藜子（シツリシ）、防風、何首烏（カシュウ）、黄耆、荊芥、甘

草、大雑把に言って祛風の成分を足したという構成。業界用語をご紹介すると「血虚生風」の状況にぴったりなのです。

そして気虚証の治療に用いる四君子湯ですが、これが入っている方剤は、みな気虚（疲れやすく息切れがして……という症候）を治療しようという方意を持っているとご理解ください。四君子がまるまる入っている方剤は、先述した4方剤ですが、その4方だけでなく黄耆、人参、朮、といった生薬を含有するものは気虚を治療できると考えてもよいと思います。

さて、痰飲を治療する二陳湯ですがこの処方のキモの部分は陳皮と半夏です。この二つの生薬ですが古くなった方が良品とされているが故、方剤名が『二陳』湯とされたと言います（陳皮はミカンの皮の乾燥品ですが、確かに古いものの方が香りがマイルドな感じはありますね）。

私、漢方専門を自称し始めて二十余年になりますが、四君子湯だけ、とか二陳湯だけの処方って滅多にしたことはありません。ちょいと何かが加わった方剤の方がむしろ使いやすい印象です。

四君子＋二陳が六君子湯です。つまり六君子湯は気虚証に痰飲の症状が加わった状況を治療するものだと言えます。痰飲、大まかにいえば「湿性」の発病因子です。比較的多湿なところが多い我が国では、四君子湯単独より、六君子湯の形にした方が、応用範囲が広いとは、多くの先人がコメントするところです。

今年の年賀状で、漢方に興味ありそうな後輩には余白に「43－75＝83－54、分かるかな」なんて書いたものです。本書の編集担当者エス氏へのメールにも上記の妙な数式書いてみたら分かってもらえましたね。

つまり「六君子湯－四君子湯＝抑肝散加陳皮半夏－抑肝散＝陳皮半夏」ということです。83と54の使い分けは、83の方がより慢性化して……みたいな説明がなされていますが。「痰飲による症候」の有無で使い分ける。とした方がよほど簡単で理解しやすいのではないかと考えています。少なくとも私は、その発想で不自由しておりません。

二陳湯の加味方に竹筎温胆湯（チクジョウウンタントウ）91というのがあります。大まかにいえば二陳湯（つまり痰飲の症状が基本にあり）、それに柴胡、香附子といった肝に

対する配慮がなされ（情動脳に配慮するって感覚）黄連という熱証対策がされている方剤と見えてきませんか？　その眼で、エキスメーカーのパンフを見直してみてください。より分かりやすくなるはずです。

「先生、この手のネタは永遠に語っていられそうだから、具体的な方剤名も出てきて結構なんですけど、そろそろ、この章はおつもりにしません？」
「うん、エス君がそういうならいつでも止めるよ」
「でもまだ何かいいたそうですね」
「流石だねえ。前に、例えば三黄瀉心湯って黄連解毒湯に下剤成分を入れたようなものだってこといったよね」
「はいはい」
「そういうことをふまえて、温清飲という処方の構成を学んだら、温清飲使いたいケースで便秘症状があるなら、四物湯＋三黄瀉心湯って処方を考え出すようなセンスを養ってほしいというところが本音なんです」
「なるほど」
「まあ、本書では、貴社の編集方針に従って、エキス製剤で使えるもの中心に書いていくつもりだけど、読者の1％でも煎じ薬処方してみよう……てな奇特な御仁がいらっしゃらないかという期待はあるんですよ。自分で、煎じ薬を処方するようになると、エキスの運用も一皮むける感覚があるものでね」

次章では生薬名の由来についてひとくさりいたします。知らなくてもどうということのないトリビアですが、話のタネにはなるでしょう。

第8章

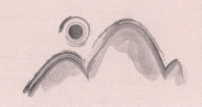

オモシロ漢方活用術

生薬名の由来等々
（俗流語源論）

　表題のこと、知っていたからといって、医者として偉いわけではありません。民俗学だか言語学だか専攻の先生方になら評価してもらえるかも知れませんけどね。まあ、著者の目論見としては、本章で書く与太話が、読者諸賢に生薬に対する親しみを何となく呼び起こすことが出来れば……てなところです。まあ、おつき合いのほどを。

 当帰

　当帰という生薬があります。第9章でご紹介する現代エキス剤売り上げ量ベスト10処方の5種類に配合される頻用される生薬です。46頁の表では補血薬の筆頭にあげましたが、私の感覚では補血＝当帰ってイメージの生薬です。

　補う薬、瀉する薬という分類は「決意表明みたいなもの」と26頁で先述しましたが、まあ、当帰は血を「補う」薬と見るのが素直という感覚です（後で述べますように、乾燥肌などにも効果的ですから「燥邪を瀉す」といえはしますがちょいとへそ曲がりの感覚はありますな）。

　ちなみに、万病一毒説をとなえた古方派の大家・吉益東洞先生の「薬徴＝吉益流の薬学書」を見ましても、歯切れ悪いんですね、「よく分からない」みたいに書いてあります。万病一毒すなわち、彼（東洞先生）には補うべき病態はないのですから、当帰の瀉剤的側面の記載に困ったのでしょう（素直に補う考えを認めりゃ楽だったのにね……）。

当帰が何で当帰という名前になったかという俗説をご紹介申し上げるのも一興かと思います。

例えば12月のことを師走というのは「先生方も走り出すほど忙しいから」と言われてます。こういう類の語源論はVolksethymology＝民間語源・語源俗解っていうのだそうです（名エッセイスト高島俊男先生の受け売りですが）。でも、それなりに人口に膾炙した俗説って、かなり説得力あるもので、当帰のそれもおもしろいんですよね。どういうお話かと申しますと……。

むかしむかし、中国のあるところに一組の夫婦がありました。奥様にセックスアピールが乏しいためか、旦那は浮気ばかり、あまり家に帰ってこなかったといいます。そこで件の奥様 Radix Angelicae Sinensis（当帰の学名です）を煎じた液体でスキンケア、さらに内服までしたところ、お肌すべすべ色っぽいチャーミングな奥様に変身。旦那の浮気癖もなおり、家に帰ってくるようになったがため、「当帰（＝まさに帰るべし）」って名前がついた、って伝説がございます。

ま、与太話ばかりじゃ顰蹙でしょうから、中薬学教科書の丸写しをやりますと、「補血調経、血虚による顔色につやがない・頭のふらつき・めまい・目がかすむ・動悸・月経不順・月経痛などの症候。気滞血瘀の頭痛などに。腸燥便秘に……」用いるとしてあります。

まあ、一言でいえば「潤いがない状態を治す栄養剤」という認識で良いのではと思います。

カミサンが観ていた韓流医療系時代劇「ホジュン」でも悪い役人が当帰を盗み、遊女に貢いでいたというシーンがありましたっけ。貢がれた遊女の皆様は、外用したり内服したりしてご自身の商品価値を高めていたって訳です。

私自身、煎じ薬を出すときに、もちろん教科書も読んではいますが、与太話のイメージで当帰を用いてそれなりに好評をいただいております。Volksethymologyをご紹介したゆえんです。

第8章 生薬名の由来等々（俗流語源論）

◆ 芍薬

　前項の当帰に続いての語源俗解・あてずっぽう語源学です。芍薬についてひとくさりいたしましょう。

　これまた第9章で紹介している「売れ筋エキス製剤ベスト10」のうち、5品目に含有されている頻用生薬です。

　この話も与太話に流れていく予定ですから、序盤くらいはまともな話をいたしましょう。中医学の教科書では芍薬を白芍薬と赤芍薬に分けて述べるのが一般的ですが、初めて文献に登場した神農本草経（最古の薬学書といわれるもの）では白・赤の区別はありませんでした。唐末から宋にかかるころから区別されるようになったみたいです。

　ごく大雑把に言いますと、白芍薬は補血するもの、赤芍薬は活血するもの（日本風に言うと瘀血をとるもの＝駆瘀血薬）といった感覚ですね。

　大雑把じゃなくきちんとやって……って言われそうですが、大雑把な方が良いと思いますよ。手元に日本・中国の薬学書を数冊おいて本項書いてますが、目次の段階で白芍薬は「養血薬」だったり「補血薬」だったりするのです。この両者はほぼ同義だからよしとして、本によっては「平肝潜陽薬」に分類するものもあります（うーん、マニアックに言うと、平肝するためには補血することが必要だから……っていうのでしょうが、ちょとねえ）。

　赤芍薬は清熱涼血薬（熱証を治療するってニュアンスですな）に分類されたり、活血化瘀薬に分類されたりなんです。さらには、オマケの章の『その他大勢』に押し込めてある本もあったりしますのでねえ。

　まあ、いろいろなところに分類されるてことはマルチタレントってことでしょうな。人間のタレントさんだって、歌って踊れて映画に出てエッセイ書けば、歌手、ダンサー、俳優、作家どこに分類したっておかしくはないでしょ。

　そもそも赤芍薬と白芍薬の違いですが、前者は野生のもの後者は栽培品という記載もありの、芍薬の根の皮付きのが赤で皮を除いたのが白だとか諸説

あり、まあ、中国ではそれなりの区別・使い分けは確立してるのかも知れませんが、日本のしがない一開業医がうだうだ言ってもどうしようもない状況であるのです。

いろいろな薬学書が、異なった項目に白芍薬や赤芍薬を配列しているからと言って、具体的にどういう方剤に配合されるかという記載になると、似たようなところに落ち着くのです。「大雑把」でよしとするゆえんです。

ま、私的には、芍薬の効能は当帰と合わせて補血するってところと、キュキュと引きつるような痛みを改善する。補血という意味の解説に過ぎないかも知れませんが、組織に潤いを与える……潤いを与えることで、急に変動する症状を緩和するという感覚で芍薬を用いています。東洞先生は「主治結実而拘攣也」としてます（当帰の時より歯切れ良いですね）。

前段も与太話めいておりますが、これからは本格的与太です。中国には芍薬に関するファンタジックな与太話があるそうです。

西暦2世紀頃実在したといわれる伝説的名医・華陀のもとに「この植物の薬効を確かめてくれ」と一人の商人が芍花（後日芍薬と呼ばれる植物）の苗を持ってきたと言います。華陀はその苗を彼の薬草園に植え、栽培し、その花、葉、茎などをなめ、どれも薬効はないものと判断し、数年ほっておいたそうです。

そんなある日の夜、華陀が月光のもと勉強をしていたところ、薬草園から泣き声が聞こえる。外を見てみると、緑の衣を着て、頭に赤い花飾りを付けた美少女が泣いている。華陀先生外に出てみたら、そんな少女はおらず、そこは芍花を植えたところであった。といいます。

その後、華陀先生と奥方の会話。

「ねえあなた、あの商人が持ってきたあれ何かあるんじゃない？」

「そういうけど、花も葉も茎も味わってみたが、薬にはならないよあれは」

［華陀先生クラスの名医になると、なめてみるだけで薬効があるかないか分かるんですって。ちなみに、最古の薬学書といわれる神農本草経は、頭に角のあるとされる神農なる神様がいろいろなものをなめて、薬効を調べたものとされています。神農さん、体が透明で内臓が透けて見え、毒をなめるとそ

第 8 章 生薬名の由来等々（俗流語源論）

れが影響する内臓が黒くなるのが見えたという由緒ある与太話（一般には伝説というのでしょうね）があります］

　華陀夫人は何かあるだろうと思い続けていたんでしょうね。とある日、包丁を使い損ねて手に怪我してしまいました。そこで華陀先生（自分の亭主ですね）に「あの芍花の根っこを使ってみて」と提案。根っこをすり下ろし傷口に付けたら、止まりにくかった血も速やかに止まり、傷跡もきれいに治った……そういう経過で、華陀先生、その芍花に「薬」の一文字を追加し、芍薬となった……そうです。

　月光の夜、緑の衣、赤い花の飾りを付けた美女の泣き声……ってファンタジックなお話なので紹介しましたが、与太にきまってますよね。

　私としては、以下のおそらく日本産の与太話の方が芍薬らしいと思ってます。

　時代劇でありそうなシーンとして、街道筋に若い女性がうずくまり苦しんでいる。主人公の二枚目が「お女中いかがなされた？」、女性の曰く「はい持病の"シャク"が……」、その「しゃく」を治すから「芍薬」なんだと。

　東洞先生のご意見にも合致してますよね。患者さんへの説明にも、キュキュキュと引きつるような痛み等々に対応する生薬という説明の方が、わかりがいいのではと思います。

何首烏

　Volksethymology、あてずっぽう語源学第三弾です。

　何首烏、日本語の発音はカシュウですがカシューナッツじゃありません。生薬の俗流語源としては、もっとも有名なものの一つかと思うのですが、我が国で保険収載されているエキス製剤では、当帰飲子という方剤にしか含まれていないのが寂しいところです。

　芍薬は本によって、いろいろな項目に分類されている話を書きましたが、この何首烏はたいていの本が補血薬に分類するものです。

　当帰飲子に配合されているというところから、補血薬の代表選手、当帰を

補佐する補血薬であろうことはご想像いただけると思います。百種類以上あるエキス製剤のうち一種類にしか配合されていないマイナーな生薬と言えなくもありませんが、私は煎じ薬出すときには結構頻用するものですし、何首烏の物語は、補血の意味、換言すると「血虚証」の意味を感覚的にご理解いただくのに適しているかなと愚考するが故、ご紹介する次第です。おつき合いあれ。

　むかーしむかし、中国に何田児という人がおりました。彼は元来虚弱で子供もありませんでしたが、58歳の時、この根っこ（今、何首烏と呼ばれている草ですね）を食べる習慣をつけたら、患っていた病気は皆治り十年のうちに子供が数人出来ました。何さんの家では、この薬草を食べる習慣が付いたと見えて、田児さんの孫、首烏さんに至っては、130歳までご存命で、終始髪の毛は烏のように黒々していた。そしてこの薬草を用いて、多くの人を治療してあげた。よってこの生薬は「何首烏」と名付けられた。という伝説がございます。

　または、この生薬を常用していた「何さん」の首の上が烏のようにいつまでも黒々していた（年をとられても毛髪が豊かであった）が故に何首烏というのだ。という簡略バージョンの与太も、聞いたことがございます。

　以前、髪の毛は血余であるというコピーの養毛剤のCMがありましたね。あの製品にもたしか配合されていたように記憶します。血虚証だと、皮膚や髪の毛の栄養が不十分で、皮膚は乾燥し髪は薄くなる。また生殖機能を補うのも補血薬を使うことが多い……ってことを印象づけてくれる伝説ですよね。

「結構いろいろあるんですねえ。でも先生、どれも補血薬っぽいのばかりじゃないですか。他に分類されるのもほしいですねえ」

「エス君、そういうなよ、これでも気を遣ってるんだぜ。一応、健康保険がきいて、エキス剤の成分でもあり、話としてそれなりに面白いもの……って条件だとこんなものなんだ。例えば、人参でやると、もちろんエキス剤の

成分ではありますが『多くの場合根が二股になっていて人間みたい』だからとか『タネをまいて10カ月くらいで発芽するから人間みたいでしょ』とかストーリー性もないし、効能や効果との関連もないからねえ」

「なるほどねえ、保険きかないのだったらあるんですか？」

「そうねえ、羊がその草食べると性欲が増すから『淫羊藿』とかインポテンスに効く＝陽を起こすから『陽起石』とか、血流よくして骨折治癒を促進させる効能があるから『骨砕補』とか、そのものズバリみたいなネーミングは結構あるよ。でもそんなもの読者の皆さんは使わないだろうし、私も保険きかないから滅多につかわないし……

おっと失礼、T社の製品にないだけで、芎帰調血飲という女性に頻用する方剤の成分で、保険もきくのに益母草というのがありました。効能は読んで字の如し。瘀血をとり水分代謝を活性化（利水作用）があるとされています。芎帰調血飲って、産後の保養剤として作られたらしいけど、産後に限らず月経関連の不調などに使えますね」

「益母草ってくらいですから、妊婦さんにもいいんですか？」

「子宮筋の収縮力を増すそうだから、妊婦さんには止めるべきですね。益母草の『母』は、お母さんになっちゃったひととお考えください」

「保険きかなくてもいいですから、なにかストーリー性あるのやってくださいよお」

「では、東京都内だっていくらでも見つかるポピュラーな植物、タンポポでこの章を閉じましょうか」

蒲公英

むかし、こういう題名の歌がありましたね。今ネットで調べてみたら'02年に19（ジューク）というグループがリリースして結構ヒットしたみたい。当時、私はすでに漢方オタクの開業医してましたから、曲名だけは妙に印象に残ったというわけです。

戦中〜戦後の物資が不足していた時代、コーヒーの代用としてタンポポを

煎じて飲んでいたという話を伝え聞いたことがあります。中薬学書によると、味は苦甘としてありますから、まあ、そこそこ代用コーヒーたりえたのでしょうか。

さて、タンポポが中国で蒲公英と呼ばれるようになったのに、以下のような伝説が知られています。

むかーしむかし、とある若い娘の乳房に、おできができました。彼女は恥ずかしいやらなんやらで、段々にふさぎ込んでいきました。快活だった彼女でしたが、言葉少なになり、当然、表情にも出ます。恥ずかしい話なので、相談する相手もおりません。一人悶々とした毎日。

「ああ、どうしよう、こんなところにおできができて、もうお嫁にも行けない」

母親というものは、時空を超えて、子供が心配、お節介でもあります。

「ちょっと、あんたどうしたの、妙にふさぎ込んで、最近、顔色も悪いし、食欲もないみたいだし……」

娘は仕方なく、母親に乳房のおできの話をしました。

昔の中国にも「論理性」がすっ飛んでいるお母さんがいたようです。

「なに、あなた、そんなところにおでき作るなんて、一体どこの男と関係したの！　わたしはあんたを、そんなふしだらな娘に育てた覚えはありません」

（乳房のできものと性交渉は、関係ないと思うんですけどねえ、訳者独白）

もとより抑鬱状態だった娘です、いわれのない叱責を受け逆上します。

「何よお母さん、私、そんなふしだらなことなんかしてないわ。お母さんがそんな風に言うのなら、いいわ私、死んでやるから！」

娘は家を飛び出し、河に身を投げ自殺を図りました。

伝説というものの常ですが、ちょうどいいときに、ちょうどいい助っ人が現れるものです。近くに住む蒲という老人が、英子という女の子とともに通りかかりました。蒲老人と英子ちゃんは二人で身投げした娘を助けました。

助かった娘は、蒲老人に身投げをした理由を話しました。そうしたら蒲老人は、そばに生えていたタンポポをすりつぶし、娘のおできにつけてもくれ

第 8 章　生薬名の由来等々（俗流語源論）

ました。そうしたところ、数日で娘のおできは完全に治ってしまいました。
　娘は命を救い、おまけに乳房のおできまで治してくれた蒲老人と英子ちゃんに感謝しました。以来この薬草、つまりタンポポを蒲公英と呼ぶようになりましたとさ。
　この話が出ている中薬学書によると、効用は清熱解毒、消腫散結、利尿通淋とあります。さらに乳腺炎に用いる蒲公英湯という方剤の紹介に続けて、蒲公英をすりつぶし、乳房の病変部に湿布するよう外用して、乾いたら取り替えるという方法の記載もあります。

「エス君、こんなものでどうだい」
「はい、でも蒲と英の意味は分かりましたが、公は何なんです？」
「年老いた男性に対する敬称だって」
「それから先生、どの程度加筆されました」
「出来るだけ作らないのがモットーですから、身投げした娘と母親の台詞の部分のみ、若干の誇張を加えたといっておきましょうか。韓先生にもみてもらっているから、少なくとも『こういう記載のある中薬学の本が存在する』ことだけは保証します」

第9章 エキス売り上げベスト10

オモシロ漢方活用術

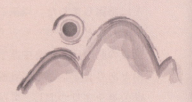

　表題のこと、知ってるから偉いという話ではありませんが、結構興味深いのでご紹介申し上げます。

　フタ昔前には慢性肝炎に頻用されていた小柴胡湯がダントツのナンバーワンだったそうで、現在販売量トップの方剤の3倍ほど売り上げがあったそうです。平成8年（'96）に間質性肺炎の副作用報道があって、今ではランク外に落ち込んでおります。

　そもそも「慢性肝炎だから小柴胡湯」って使い方は、はっきり言って「国辱もの」とすら感じておりました。何故って32頁で紹介した、関幼波先生の診察に陪席させていただいた時（関先生は肝臓病の専門家です）西暦でいえば'94年だったのですが「君たちは肝炎には小柴胡湯を使うのかい？」と馬鹿にされるような質問をあびたことが鮮明に思い出されるが故です（もちろん私は「いえいえ、私は先生の御著作などを参考にして（ヨイショ）そんな臨床はやっておりません」などと弁明したものですが）。

　肝炎に小柴胡湯を使うことに関しては、以前にも自著（漢方の診察室 '03 平凡社）にて概略以下のように書きました。

　私の認識では、小柴胡湯は慢性肝炎の治療薬としては不適切な側面を多々持った方剤といえるのです。その根拠として'82年、すなわち小柴胡湯と間質性肺炎との関連がまだ報道されていなかった年に出た「中医処方解説（医歯薬出版）」を引用します。

　前段のように前置きし、「陰虚を引き起こす可能性があり（中略）慢性疾患への使用は慎重を要する（後略）」という部分を「中医処方解説」から紹介し

ました。間質性肺炎とは中医学的にいえば、肺の陰虚証といえることが多い病態だと思います。少し補足すると、小柴胡湯は、柴胡、黄芩、半夏と燥性を持った生薬の含有が多く、中医学的にも陰虚証には危険であり、また陰虚証を惹起する可能性があることが、'82年の段階で後年の副作用報道を予言するかのように記載されていたのは事実です。

　まあ、昔のことはともかくも、本書執筆時現在の、某大手漢方エキスメーカーの売上量ベストテンをMR氏より伺いました。話の種にしてください。

　ページをめくる前に、想像してみてください。結構面白いですよ。

それでは、ベストテンの発表です！
第一位：大建中湯
第二位：芍薬甘草湯
第三位：抑肝散
第四位：六君子湯
第五位：牛車腎気丸
第六位：葛根湯
第七位：防風通聖散
第八位：補中益気湯
第九位：加味逍遙散
第十位：当帰芍薬散

　なるほど妥当な処方が名を連ねていますな。なおこの順位、売り上げ量のものだそうで、他の処方は成人に対する標準的使用量が、一日3包であるのに対し、大建中湯は一日6包が標準ですので、その分得して、本来もう少し下位にあるべきものかも知れません。
　一位の大建中湯、二位の芍薬甘草湯ともに「西洋薬みたいに効く」という特徴があるかと思います。病名漢方的に用いても効くという感覚。所謂「エビデンス」がとりやすい薬剤と思えます。以下一つずつ、非西洋医学的立場からコメントを加えてみます。

大建中湯

　人参、山椒、乾姜の組み合わせで、さらに膠飴（飴ですね）をかなり大量に含んでいます（これが一般のエキス剤より、一日標準量が多い理由）。消化管運動促進作用やら腸管血流増加作用やらがヒトや実験動物レベルでも確認されるそうです。
　さすがに、売り上げナンバーワン処方で、3.11東日本大震災で、国内最大手エキスメーカーの工場も被災し、品不足になったときに、消化器内科や

ってる友人から「入手できにくいんだけどどうしたらいい？」という相談を受けたものです。

え、そのときどんな返事をしたか？　ですって。まず一つは「この際煎じ薬処方してみたら」という提言。もう一つは「エキスメーカーは T 社だけでないという示唆」。当然ながら後者が採択されたようでしたが。

消化管運動促進作用などを詳しく展開……というところを私に期待する向きは滅多にいらっしゃらないでしょうから、漢方薬ネタでいきますね。

含有成分の山椒は、ウナギ・ドジョウを食べるときに用いるあのスパイスです。ウナギに山椒が付き物なのは味や香りがマッチするという理由の他に、ウナギのように脂っこいものをこれから消化吸収しようという準備に「消化管運動促進作用や腸管血流増加作用、etc.」を期待して……、まあ昔の人は、後年の医学界でそんな妙な表現がなされようとは知らないわけで「ウナギには、山椒振りかけた方がおいしいし、食べた後の胃のもたれも少ないようだ」という経験でウナギと山椒が付き物になったのでしょうな。

同様に西洋ではステーキにコショーが付き物になったのでしょうね。ちなみに、手元にある中薬学の本では、山椒と胡椒がならんで記載されてます。中薬学書では「散寒薬」のところに並べてありますが、あまりその「温める」性質にこだわる必要もないかなと感じてます。

要するに、一緒に食べると「快い」ものにはそれなりの理由があるのだと思っています。中医学の理屈というものは、それを後講釈したようなものであるとも感じます。

さらに、そんな生薬を紹介するなら、蘇葉（紫蘇の葉っぱ）でしょうかね。中薬学書では辛温解表薬というところに書いてありますが、私としては「解表」という効能には疑問符を付けたいところです。中医学的表現でいえば「理気・行気」という、くだいていうと「気の巡りを整える」作用がメインと考えてます。

蘇葉が配合されている代表的方剤として、香蘇散 70、とか半夏厚朴湯 16 とかありますが、気の巡りを整える、という作用に注目した方が使いやすい方剤と感じています。

薬としてではなく、日常の食卓に紫蘇の葉っぱとか、その実とかが登場するのは、刺身のツマ〜薬味だったり、メインが海老の天ぷら盛り合わせのサブで紫蘇の葉が出てくる……って感じですよね。後講釈効能と思っていますが、中薬学書では紫蘇の葉に「解魚蟹毒(ゲギョカイドク)」という記載もあります（つまりは、魚や甲殻類の毒による弊害を軽減するって意味でしょうね）。さもありなんって感覚ですな。

　大建中湯からどこまで脱線するんでしょうか？　まあ、とにかく日常の食卓にも登場するものを主要成分としているものが（ここでは山椒ばかり書きましたが、乾姜もショウガの乾燥品、さらに飴ですよ）堂々のエキス製剤売り上げナンバーワン、ってのが漢方らしいところなんじゃないかなと感じている次第。

　実は、本章書くために、ベストテン情報くださった某社MR氏に情報をおねだりして、パンフや論文、雑誌のコピーなど提供していただきました。その中に、アメリカ外科界の偉いさんの「生薬は有効成分以外に雑多な成分を含んでいるから精製して……」てなコメントがありました。

　まあ、医者としては正論なんでしょうね。私ですら、そういう方向の研究を進めてほしいと思ってもいます。しかし、同時に「昆布だしの主要うまみ成分はグルタミン酸でありそれを精製したものが『味の素』である」という事実もいっておきたいところではあります。

　山椒の有効成分として、そんなパンフにhydoroxy-α-sanshoolやhydroxy-β-sanshoolなる化学物質が紹介されてましたが、ウナギ食べるときに、そんなものが精製された「化学香辛料」使いたくはありませんしね。

　あ、それから大建中湯に関する論文で、絶食させるというストレスで腸管の細胞障害を起こすマウスを材料に、大建中湯非投与群と投与群を比較検討したペーパーがありました。数年前のペーパーです。大建中湯はその構成成分として膠飴を含み、それを投与するということは「絶食モデル」と大いなる矛盾があると思うんですけどねえ。

　大建中湯でいえば、そのコントロールとすべきは、経口的に大建中湯が含有するのと同量の飴を食べさせたネズミであるべきということですな。「漢

第 9 章 エキス売り上げベスト 10

方を科学にしたい」とお考えの先生方、よろしくお願い申し上げます！
　まあ、とにかく「何となくおなかが張って気持ち悪い」、そして全体的に温める薬ですから「おなか温めると気持ちいい」ときに用いると、高い確率で有効であろうことは保証できます。

「なるほど、私も調べてみましたけど、大建中湯、横文字略称 DKT 関連論文、結構ありますねえ。先生がおっしゃるようにあまり『証』を意識しなくても効く方剤と言ってよろしいわけですね」
「はいはい、そう思います。エス君だってウナギやドジョウ食べるとき、山椒使いたいでしょ」
「以前の編集会議（単なる飲み会ともいう）のとき、先生、その大建中湯の研究発表した先生は、大建中湯に飴、即ちカロリーを有する炭水化物を含んでいることを知らないのじゃないか？　そしてそんな発表をテレビで流しちゃう NHK の姿勢に怒っておられたように記憶しますが、さらに以前、H 先生の朝日新聞に出たコラムにかみつき、W 先生の著書にケンカ売りという話をうけたまわっておりますが」
「まあだいぶ前のことだしね、良いじゃないの。多分、そのテレビに出た先生も、今は反省されてるんじゃないかな、まあ、固有名詞書かないのが、武士の情けですわ」
「でも先生は『名前のある人でマスコミに分かったような偏った情報を流す輩は糾弾するんだ』とかおっしゃってませんでしたっけ？」
「まあ、酔った勢いでそんなこと言ったかも知れないけど、H 先生、本名出すと浜六郎さん、朝日新聞に毎週コラム書いていた時期があるんだ。そこにハルシオン（トリアゾラム）のネガティブな側面しか書かない文章を書いていたから、院内報で（当時も今もトリアゾラム処方してますからね）『こんな臨床知らないアホの意見は無視して』と書いたんだ。だって、急に止められて調子崩すと困るでしょ。そしたら、とある患者さんが、その院内報を朝日新聞に送りつけ、浜さんの反論が私宛にきたって話なんだけど」

「浜先生、どんなこと書いてきたんですか」

「私が院内報に『この浜六郎という御仁は横文字論文読みこなす能力は長けているけど、臨床経験皆無のデリカシーない医者に相違ない』って書いたら『私＊＊で内科の臨床をやっていた経験があります』だって」

「先生、穏やかそうだけど、結構過激だなあ」

「日常の業務が『穏やかで優しげなお医者さん』やってるから、少なくとも、社会的に私より評価高そうな人には、過激になるんだよね、反動で。正直言って、浜先生のそのコラム、間違えたことは少ししか書いてないんだ。大筋正しい。例えば『依存性がある』、さらに例えば『健忘症状を惹起することがある』等々。私もその通りと思っていることを代弁してくれている。でも発表する場が、朝日新聞のコラムじゃまずいでしょう」

「というと？」

「若手医師への啓蒙という感覚で、医者向けの雑誌なんかに発表されるんだったら、私とて浜六郎ファンになりますよ。でも、メジャーな朝日新聞の連載コラムに書いちゃいけないことであったことは断言致しますよ」

「正しいことでも書いてはいけない場があるということですか」

「そう、我々末端の臨床医は、いろいろ悩んで投薬している訳ですわ。そんな状況を意に介さず、特定の薬剤の悪口をメジャーな新聞に（換言すれば一般の方々、さらに換言すればその薬の服用で安定を得ている可能性のある方々に）発信するのは罪だと思うよ。

まさか浜先生ご自身が、この本読まないだろうけど、万一浜先生の眼に拙文が触れたならば、皮肉でも世辞でもなく、私は浜先生のお仕事を評価しておりますし、ある意味尊敬もしていることは申し上げておきたいです。ただし、ああいうことを、一般紙に書いちゃったことは反省していただきたいというところですな。何となく『因地制宜』ってフレーズと通底すると思わないかい」

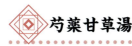 芍薬甘草湯

　売り上げベストテンの情報をくれた MR 氏の表現を借りると「切り込むための方剤」なんだそうです。

　世の中には「漢方嫌い」のドクターも結構多いわけですが、そんな先生ご自身に「だまされたと思って」おすすめして服用してもらえると、その先生の漢方嫌いが治るんだそうです。

　構成は芍薬と甘草の二味だけ。非常にシンプルな方剤といえます。

　大体、漢方方剤は構成がシンプルな方が、即効性が期待できるものが多いようです。ちょいと脱線致しますと。

　甘草湯：甘草一味だけ、激しい咳、のどの痛みなどに効果的。

　桔梗湯：桔梗と甘草の二味だけ、やはりのどの痛みに即効します。甘草湯、桔梗湯はその甘みを楽しむように、トローチ的感覚で服用してもらうといいですよ。

　麻黄附子細辛湯：冷え性で寒冷刺激で悪化するアレルギー的症状に有効。これも即効性でいえば抗アレルギー剤より早いと思います。火照り、のぼせに注意して下さいね。等々。

　閑話休題。

　私自身もここ数年ご無沙汰してますが、年に 2〜3 回ゴルフやっていた時期がありました。スポーツ音痴で、日頃運動不足の私です。大体午後のラウンドになると「足のツリ」がほぼ必発です。そんなとき、このエキスを服用し、ちょいとストレッチでもすると、すーっと良くなるんですねえ。昼飯の時に予防的に飲んでおくのもよろしいようです。別名「去杖湯」ともいうのだそうです。宜なるかな。

　前段まで、芍薬甘草湯はこむら返りの専門薬みたいですが、芍薬についての「俗流語源学」でも書いたとおり「持病のシャク」にも有効なんです。私は「横紋筋だろうが平滑筋だろうがキュキュっとひきつれるような痛み」に効く薬ですと説明しております。エキスメーカーのパンフに曰く「急激におこ

る筋肉のけいれんを伴う頭痛、筋肉・関節痛、胃痛、腹痛」正解だと思います。

　私自身の体験でいえば、尿路結石を発症したとき、ショック・ウエーブによる治療までのつなぎに恩恵を被りました。

　月経痛にも頓服的に用いてよろしいようです。先述したとおり「キュキュっとひきつれるような」と形容される痛みを訴える方にはおすすめです。

　とまあ、即効性があり良い薬だとは思っており、私自身もこむら返りなどによく用いているのですが、売上量ランキング第二位に入っているのはかなり意外と感じたものです。というのは、この処方、一日3包正直に服用しますと、それだけで甘草6g摂取することになる方剤で（まあ、甘草が大量に入っているから即効的に効くのですが）、一般のあまり漢方に詳しくない先生方が気になさる偽アルドステロン症という副作用が起こりやすい方剤と言えそうだからです（私が患者さんに処方するときは「症状があるとき〜起こりそうになったときに頓服的に」と指示するものです）。慢性的な病態にだらだら処方するものでないと考えていたから売り上げ第二位が意外に感じられた、と言い換えてもいいでしょう。

　エキスメーカーのパンフにも「治療上必要な最小限の期間の投与にとどめること」とありまして、売り上げ第二位になってしまって大丈夫なのかしらと感じてしまうところだからです。しかし、輸入された甘草の過半は医薬品業界ではなく、食品業界で甘味料として使われているそうですから、知らず知らずのうちに摂取しているもので、そう神経質になる必要もないのかもしれませんが、甘草を大量に長期間とるとむくみやすくなるのは経験的事実です。

　私が都立病院の東洋医学科主任になった時、前任の先生が甘草大量使用に積極的だったのです。一日量30g処方されたケースもかなりありました（もちろん他の生薬も処方してますよ）。確かに、しばらくは良いのです。ただ、前任者というのは当然先輩格なわけで、先輩に敬意をはらい甘草30gの処方を続けると、ほぼ100％むくむのです。

　甘草にはステロイド様作用、つまり抗炎症作用があるとされています。ス

テロイドには、パルス療法という言い方ありますよね。短期間集中的に大量に使うという。そんな感じで甘草大量処方はするべきでしょう（もちろん、無理矢理する必要もないでしょうが～漢方初心者を自認されている先生は止めてください。私も自らの発案でやったことはありません）。

まあ、漫然と使わず、頓服的に用いた方が無難であるとご注意申し上げておきましょう（脱線したところで述べた甘草湯、桔梗湯もですな）。

「先生、この処方そんなに効きますか？」
「そうねえ、漢方薬嫌いの真面目な先生に『切り込む』には、確かに最良の方剤かも知れませんな。本章を書くのに某エキスメーカーさんのMR氏にいろいろ資料提供をお願いしたお礼に、本方が『切り込み』として有効であろう医者の望診情報～証についてご説明致しましょうか」

「先生、そういうのまずいんじゃないですか」

「硬いこと言うなよ、シャレです。まず、右手の甲と左手の甲の日焼け程度が違う医者で、非体育会系、私みたいな華奢もしくは堅太りじゃなく水太りみたいな体型の医者。左右の手の甲日焼け程度違うというのは、大方中途半端なゴルフ愛好家でしょう。大体そんなのは、日頃運動不足で、私みたいに午後のラウンドになると足がつりやすいものなのです。そんな医者に売り込むといいと思うんだけどなあ。ま、一応恩返しね」

「漢方系MRにも医者の証をみろと？」

「ま、エキスメーカーの業績がどうなろうと知ったことじゃないけどね。まあ、大げさに言えば『因人制宜』のサンプルかもしれないから語ってみたわけで……」

 抑肝散

うーむ、抑肝散が堂々第三位にランクインですか。私にとって想い出深い処方なので嬉しいようなこそばゆいような感覚ですなあ。

平成2年度、漢方好きではありましたが、今ほどオタクしていなかった私は、板橋にある養育院老人医療センター精神科に半年勤務することになりました。そこで怒りっぽい認知症で、奥様に対する嫉妬妄想があり、さらに激しい企図振戦を呈するMさんの担当医になりました。
　西洋医学的治療で全く太刀打ちできなかった激しい振戦、嫉妬妄想、易怒性といった症状に（当然ながら、抗精神病薬、抗パーキンソン病薬、βブロッカー、etc. etc. トライしましたよ）「認知症は子供返りみたいなものだし、ふるえもあるから」というかなり浅薄な理由で抑肝散を投与したところ、怒りっぽさはだいぶ和らぎ、奥様との関係もかなり改善。オマケに激しい企図振戦まで相当に減弱というすばらしい効果を体験致しました。
　正直「これは本格的に勉強しなけりゃ」と思いました。そうして都立豊島病院の東洋医学科などに出入りを始め、平成5・6年度は、そこの主任を任せられるまでになり、平成7年豊島病院の改築閉鎖を機に開業医になったというのが我が経歴でございます。
　先述した老人医療センターでの我が体験は、現在トレンドで、抑肝散をベスト3に押し上げた原動力「認知症の周辺症状、BPSDに有効」というキャッチコピーまさにそのものをやっていたわけですな。
　そのトレンドを作ったきっかけは、東北大学の岩崎先生達が'05年に、J Clin Psychiatryという英文誌に出した論文がアクセプトされたことだと伺いました。その岩崎先生、私の医院で非常勤やってくれている北田君と同級生なんですって。世の中狭いなと感じたものです。
　元々16世紀に出された保嬰撮要という小児科の医学書にみられる処方です。小児のひきつけのようなものを治療するものだとなっています。興味深いことは、原典に「患児だけでなく母親にも飲ませろ」と母子同服の指示があることです。当時から家族病理の考え方があった証拠と言えましょう。精神医学系漢方医としては興味深いところです。
　それはともかく、抑肝散の組成は（126頁のコラムでも書きますが）柴胡、当帰、川芎、朮、茯苓、甘草、釣藤鈎です。
　私流の方剤解説を展開しましょう。本方の主薬は釣藤鈎です。効能は例の

表に書いたように風邪(フウジャ)対策です。この場合の風邪は、内的に発生したものと考えられ内風と言えるでしょう。

風邪による症状の特徴として「変化しやすい」ということがありますが「神経過敏で興奮しやすく、怒りやすい、いらいらする」とか「眼瞼痙攣や手足の震え」などの症状が当てはまります。

中医学には「血虚生風」という用語があり「血虚で筋脈・皮膚を栄養出来ないため、筋肉の引きつり、痙攣、皮膚瘙痒など内風を生じる病症」とされます。

私流のたとえ話だと、「血虚だと潤いが不足するわけで、同じ風が吹いても潤いがない砂漠みたいなところだと被害が大きいが、潤っていればさほどでもないでしょう」てなことになります。それ故、ベースに補血の当帰などの配合があるのでしょう。

また、ちょっと見方を変えて、いらいら、易怒といった症候は情動脳的機能が想定される肝の問題と考えられます。よって、肝の働きを調整する柴胡を配合する。また肝の過剰によって障碍を受けやすい消化吸収系(=脾)にも配慮して、朮、茯苓、甘草も配合する……といったところでしょうか。

まあ、我が愛用処方抑肝散が、売り上げ第三位にランクインしているのは、喜ばしくもあるのですが、反面「小柴胡湯の二の舞になるのではないか？」との危惧もございます。抑肝散に陳皮と半夏を加えた抑肝散加陳皮半夏はランクインしておりません。統計学的エビデンスに乏しいが故なんでしょうが、ちょいと寂しいですね。

もちろん、抑肝散加陳皮半夏は抑肝散に二陳湯の方意を加えたものですから「抑肝散証＋痰飲の証」に用いるとご理解ください。この二陳湯の方意の有無でいうと、四君子湯と六君子湯の関係と同じようなものですね。四君子～六君子湯の方では、六君子のほうが売れ筋で、抑肝散に関しては逆というのは面白いけど、そんなに売れ行きに差が付くのは、漢方医学的にいうと少し妙な感覚は否めません。

認知症の症例に対する、漢方治療で、抑肝散が今のブームを作る以前には、先達が釣藤散、黄連解毒湯、当帰芍薬散などをすすめておられました。

認知症に対するこの3方について個人的な見解を略記してみましょうか。

釣藤散：釣藤鈎が主薬ですから、抑肝散と似た側面があります。石膏、菊花など熱に対応する生薬が抑肝散より多いので、のぼせ、結膜の充血など熱証があるときはこちらの方が良い可能性はありましょう。また抑肝散にあり、釣藤散にないものは、当帰による補血作用、そして柴胡といった「肝」に対する配慮が手薄というところでしょう。「情動脳が高ぶって」みたいな印象が強い症例には、トレンドどおり、抑肝散（もしくは加陳皮半夏）のほうが適切かも知れません。

黄連解毒湯：清熱薬の固まりみたいな処方です。のぼせ〜いらいらといった、炎〜熱を連想させるような症状が目立つときは本方を考えてみるのも良いでしょう。ただ、本方中医学的に表現すると「清熱燥湿」の薬ですから「燥湿」の作用が過剰になると、乾燥性の副作用が出る可能性があることはふまえておいてください。そんな場合、六味丸のような滋陰の方剤を併用するとか、補血のものを用いる〜つまり温清飲の加減方にするなどの対策を考えると良いでしょう。

黄連解毒湯を用いたくなる症例で便秘があれば、三黄瀉心湯を使うと良いでしょうね。

当帰芍薬散：血をマイルドに補いちょっと活血、そして利水薬を配合……という組成。活血、すなわち微細な血流動態を改善してくれそうな効果が期待できそうですので、血管性の認知症の悪化促進因子を減じてくれそうです。利尿薬の配合もあり、むくみやすいといった、湿邪の関与が考えられる例によさそうです。

まあ、とにかく、認知症のBPSDがあるから抑肝散という短絡はしてほしくないんですよね。

抑肝散という処方、オリジンは中国なんですけど、日本での方がよく使われている印象があります（つき合いのある中医師はあまり積極的に使わない印象ということです）。エキス剤になっている抑肝散加陳皮半夏も「本朝経験方」ですしね。大塚敬節先生の受け売りをいたしますと江戸時代の名医、和田東郭先生は、抑肝散に芍薬と黄連を加味して使われていたそうです。大

塚先生ご自身も、加芍薬・厚朴といった加減方について書かれています。

私も、抑肝散を意識して煎じ薬処方するとき、だいたい芍薬は加味することが多いんですね。で、エキス剤でそんな雰囲気出せないか？　と考えて、最近試用しているのが七物降下湯＋柴胡含有処方という組み合わせ。七物降下湯には四物湯が全部入っていて、釣藤鈎もあり、あと柴胡が入れば抑肝散加芍薬的な感覚になるかな……という意識です。悪くないアイデアと自負致しおります。

それにつけても、前段のような処方をしている認知症の症例を、画像診断でもしてもらおうと「物忘れ外来」などにご紹介申し上げると「認知症だから抑肝散を使いなさい」といった返信をいただくご時世になってしまったのですねえ。とほほ。

「先生にとって、抑肝散との出逢いは本当に大きな意味があったみたいですね」

「うん、見事に効いたからねえ。まだ公務員医者やってたころだから二十年以上前の話。本当にこの経験してなかったらこの本出すような医者になっていなかったろうことは断言できるね。少なくとも都立豊島病院の東洋医学科に出入りしそうにはないし、ということは中医師の方々や北田君との出逢いもなかったろうしね」

「抑肝散を使用する上で、先生なりの留意点みたいなものはありますか？」

「そうですね、エキス剤でもちょっと合方することが多いですね。熱証があれば黄連解毒湯や三黄瀉心湯、気虚があれば人参含有方剤、血虚があれば四物湯を加えたり、本文で述べたように七物降下湯＋柴胡剤（加味逍遙散など）という形で使うことが多いです。皆さんも随伴症状によって工夫してみてほしいものです」

「本来の小児科領域ではどうなんですか」

「私、あまり小児の患者多くないので経験少ないけど、ついこの間初診した落ち着きがなく、発達障碍と診断されている未就学児に処方したら、すごく効いたと感謝されました。お母さんが相当まいっている雰囲気だったの

で、原典の指示通り『母子同服（お母さんにも飲ませる）』ことを勧めたのも良かったみたいです」
「お得意の加減はされたんですか？」
「煎じ薬を出すということは、お母さんの負担を増やす意味があるから、シンプルにエキス剤。ただ、舌苔が少し厚く見えたから抑肝散加陳皮半夏にしましたけど」
「その他に、先生ならではの工夫みたいなものは」
「専門病院初診の予約待っている時期のご来院だったのだけど、そういうところの定番処方であるストラテラ®とかコンサータ®などが良く効きそうだ、と説明もいたしました」
「あれ、先生ご自身、そんな薬の処方経験ないっておっしゃってませんでしたっけ」
「まあね、最近使えないのだけど、以前はリタリン®結構使う医者でしたよ。上手く言語化できてないんだけど、無理矢理言葉にすると『我慢するのが苦手な子』かな。まあ、私が投薬したのは成人期の摂食障害が多かったけど、共通する『ニオイ』を感じたわけです」
「なるほどねえ、先生なら『精神刺激薬の証』とでもおっしゃりたそうですね」
「分かってきたじゃないの、その通り。でもその見立てを『言わない』という選択肢もあったわけだし……」
「何でそんなこと言ったのですか？」
「そのお母さん、知り合いの紹介でいらしたわけ。相当お子さんの問題で悩んでおられることが見てとれました」
「お得意の望診情報ですね」
「だから、おぼれるものが取りすがる『藁』という感覚で私のところにいらしたのでしょう。というわけで『今は資格がないと処方できない薬があって、当院ではできないけどそういう薬が有効な可能性がある』というメッセージを発信することに意義を感じたからですね」
「そのコメント、そんなに効果的だったこと分かるんですか？」

「まあ、エビデンスはないねえ、でも、私の台詞を効いた瞬間、そのお母さんの緊張感が一瞬和らいだ感覚があったからここで偉そうに言ってるわけ」

「そういう言い方されると、抑肝散が効いたのではなくて、先生の面接が効いた。所謂プラセボ効果みたいな話になりそうじゃありませんか？」

「それで何が悪いの？　って言いたいねえ。プラセボだろうがなんだろうが、患者さんの問題を楽にしてあげるのが商売ですからね。まあしかし、原典通りの抑肝散がよく効きそうなケースではありましたよ。ものすごく気障だけど、昔の偉い人がのたまわれた一言を紹介して抑肝散の項を締めましょう。『すべての患者に処方すべきは希望である』ですって。正直、『すべて』というのは言い過ぎだとは思うけど……」

「先生はこれですっとサゲたいのでしょうが、『すべて』が言い過ぎってところは、ちょっと説明する必要があるのではないですか？」

「そうねえ、医療者として『希望』処方してるつもりでも、それが単なる甘やかしになっちゃったりする可能性には注意が必要ということかな？　より露骨に言うと、所謂『人格障害圏』の方々に乱用すると危ないことも多いとはご注意申し上げましょう」

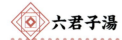

六君子湯

　これが第四位。なるほどねえという感覚ですな。件の MR さんがくれた資料に、食欲を増進させる消化管ホルモン・グレリンの分泌を増加させ云々というのがありました。腸管と中枢神経との関連で（「腸は第二の脳」なんて言い方もありますよね）興味深い研究が多いのですね。

　前段のような論じ方は漢方というより、西洋医学的に「漢方薬」の作用を分析研究というスタンスですから、私の出る幕ではありませんので、例によって漢方的スタンスからコメント致します。

　本方は「漢方方剤学習法」の章（75頁）でもふれたように、四君子湯＋陳皮・半夏（＝二陳湯のキモ）です。確かに、グレリン云々の知識を得る以前

から、四君子湯と六君子湯どちらにしようか（私的な表現でいえば、シンプルに補気・健脾を目論むとき）、エキス剤でどちらか？　といえば六君子湯を選ぶことが多かったように思います。

　諸先達が指摘するように、日本の風土を考えると〔少なくとも砂漠を形成するような乾燥性の土地は少なく、生もの〜冷たいものを多食するような食習慣が一般化し、脾（消化吸収系）に負担がかかるような状況〕痰飲を生じやすい傾向があり、よって二陳湯を加味した六君子湯のほうが広く使われるのも宜なるかなと思えます。

　そうはいっても、ちょっとへそ曲がり、判官贔屓をいたしますと、四君子湯とそんなに差が付いて良いのかな？　とも感じるのです。

　六君子湯がグレリン分泌を促進し、消化管機能異常を改善する可能性を持った薬剤であることはおかげさまで分かりましたが、四君子湯などにその効果がないという話ではないように思えます。

　陳皮・半夏は中薬学書によると燥性をもった薬物とされます。すなわち乾燥性の副作用を生じうる生薬といった意味です〔まあ、乾燥性の副作用をきたしうるような生薬だから痰飲（広い意味で湿性の発症因子）を治療出来るわけですが〕。陳皮はともかく、半夏に関して、中薬学書では「有毒」としてあります〔トリカブト（＝附子）と並んで生でかじらないほうがいい生薬です。ちなみに、ちょっとなめると、とても「えぐい」ものです〕。

　もちろん、有害なことが起こらないような加工を施して用いますので、前段の記載は少々誇張に過ぎるかも知れませんが、せこいことを申せば四君子湯のほうが若干薬価も安いので、四君子湯でもよければそうすべきとも思います。

　ではどんな時に、六君子湯より四君子湯のほうが好ましいかといえば「六君子湯でちょっといいけど、口渇などの『乾燥性の副作用』っぽい兆候がみられたとき、四君子湯に換えてみる」のがおすすめです（もちろんそれによって「六君子湯のとき得られた改善がなくなった」場合は、六君子湯に戻すべきでしょうが）。

　「六君子湯がグレリン分泌促進を通じて、消化管の機能異常を改善する」

といった類の研究成果を発表していただけることは、私のような市井の臨床家にとっても有り難いことですし、そういった研究はどんどん進めてほしいものだと思ってもいます。

ただ、それは「ある特定の漢方製剤の効能を西洋医学的に分析」したもので、動物実験での効果や臨床試験での効果がエビデンスとして確立した瞬間、その方剤は西洋医学的な薬物に成り上がったわけです。そんな成り上がり方剤のみを用いる医療は、私の感覚ではもはや漢方ではなく「漢方薬を用いた西洋医学的治療」でしかないと思います。

「エビデンスもない薬なんて使えるか！」とおっしゃる先生も（本書の読者には少ないかも知れませんが）いらっしゃるでしょう。それはそれで（皮肉でなく）立派な見識だと思います。ただ、そういう先生方には「漢方薬も立派な副作用がありうる」ことを肝に銘じていただき、漢方方剤を用いて、効果が見られない場合〜不快な反応が起こった場合はすぐに先生方の薬籠中にある西洋医学的方法に切り替えていただきたく思います。

本書で私が語りたいのは、きちんとしたエビデンスはまだないけど、こんな発想で漢方薬を使い分ける臨床もありだよ、ってことなんでしょうね。

ちょっと脱線

ここまで書いた本章の草稿をエス君に送ったら、

「先生、抑肝散のところで『抑肝散を意識して煎じ薬処方するとき』って書かれましたが、あれだけじゃわかりにくいですよ」と物言いがつきました。どういうことかちょっと補足します。

私が煎じ薬を処方するとき（私に限らず少なくとも中医学系の先生は皆さんそうだとは思いますが）イイカゲン・テキトーに生薬名を羅列しているように見えるかもしれませんが、一応古典的な方剤をイメージしてそれにプラスα、マイナスβを考えているものなのです。

気虚っぽい兆候があろうと判断したときはまず四君子湯を考えますし、それプラス血虚と思えたらさらに加えて四物湯……ということですね。

抑肝散をイメージしたときは126頁で紹介する暗記法「柴苓朮甘、川で釣りして帰る」なんてことをつぶやきながら生薬名を書き連ねていくわけです。そして、ちょっとプラスα、マイナスβと加減をしてオリジナル処方ができあがるのです。
　多くの有名処方も、最初はそんな思考過程を経て出来たものだと思いますよ。ちょいと四君子湯をベースに出来た有名処方をご紹介申し上げましょうか。
　異功散＝四君子湯＋陳皮：四君子湯を処方し「ちょっといいけどおなかの張りがとりきれない」とう患者さんを何とかしたい、という発想で作られたのでしょうね。
　六君子湯＝異功散＋半夏：これはエキスにもありますね。そもそもは「四君子湯だけだと吐き気がイマイチ、異功散でももう一息」みたいな症例に対応したものでしょう。
　香砂六君子湯＝六君子湯＋木香、縮砂：「六君子湯でもまだおなかが張る、腹痛がとれない」という人向けなんでしょうね。
　香砂六君子湯にはいくつか同名異方がありまして、六君子湯から陳皮半夏を抜いて香附子、縮砂を加えたものもあります。肝気の巡りが悪いことから胃腸症状を呈するような、ストレス性胃炎みたいなケース向けでしょうね。我が師匠の一人、焦樹徳先生はこれを紹介し、さらに続けて「私が本方を用いるときは、木香、芍薬、高良姜を併用する」などと御著書に書かれています。

「先生、キリがなさそうですからこの辺でおつもりにしましょうよ。そして何で、エキスにない方剤まで書くんですか？」
「うん、エキスのない方剤について書くのは、約束違反かも知れないけど、読者の中にちょっと煎じ薬の処方にも興味がある、って向きもいらっしゃるかも知れないと思ってさ」
「分かりましたけど、それを書くなら香附子とか縮砂とかの効能も書かな

きゃ不親切じゃないですか。それに生薬名だけ書いてあって量も書いてないし」

「あまりハードル高くしたくはないけど、煎じ薬出したいのなら、ちゃんとした方剤学、薬学の本くらいは調べながら出してほしいから、あえて省いたわけ。まあ、軽くいえば、理気薬で気の巡りを整える意味、それを大雑把に西洋医学言葉に翻訳すると『消化管活性作用』かな。量に関しては、まずエキス製剤の割合から入ってもいいのではないかと思います。プラスαの部分は方剤学書を参考にしてください。とりあえずエキス剤処方してそれなりの効果あったけどイマイチ、って時に、例えば六君子湯の構成生薬と分量を書いて、木香、縮砂と付け加えれば香砂六君子湯になるってことですわ。ちなみにそうして出来る煎じ薬、健康保険きくんですよ」

「へえ、健康保険使えるんですか？　なるほど、そんな感じでやるなら、割に煎じ薬へのハードルは低かろうって訳ですね」

「そう、大体エキス剤を構成している生薬は健康保険ききますからね。それに多くの先生方は専門の看板でお仕事なさっていらっしゃるでしょう。例えば消化器内科の先生なら、まずここで述べた四君子湯〜六君子湯とそれから派生する有名方剤から手をつけられたらよろしいのでは、と思うのです」

「おっしゃりたいことは分かりました。それでは第五位に進んでください」

◆ 牛車腎気丸

うーん、本方が第五位にランクインですか。よく考えてみれば『なるほど』なのですが、教えられた瞬間は、ちょっと意外な感覚なきにしもあらずでした。それは本方は13世紀に書かれたとされる「済生方」という医書に初出するもので、類似処方に八味地黄丸（牛車腎気丸マイナス牛膝・車前子）というのがあり、こちらは金匱要略の処方だからです。

まず、日本漢方の先生方は、古方派の流れをくむ方が多いということ［古方派というのは傷寒論・金匱要略という後漢（西暦でいえば2〜3世紀ごろ）に成立したとされるテキストを重視する学派］がひとつ。また、薬局・

薬店に行くと「冷え性の老人のかすみ目、腰痛に」といったキャッチコピーで八味地黄丸が売られていたり、「八味丸、飲んでるそばに恋女房〔つまり八味（地黄）丸は腎虚を治す強精剤という認識が一般的だったから出来たシモネタ川柳〕」なんて江戸川柳があったりと、日本人にとって八味地黄丸の方がポピュラーなのじゃないかという思いこみがあったからです。
　八味地黄丸については、陰陽五行の章（55頁）で説明致しました。別名金匱腎気丸ともいい腎陽を補う基本的な処方で、前段で記した薬屋のキャッチコピーがぴったりする方剤です。さて、牛車腎気丸は済生腎気丸ともいい、八味地黄丸＋牛膝・車前子という構成、牛膝は補益性のある活血利水薬、車前子も補益性のある利水薬といえ、八味地黄丸の作用を押し上げるようなニュアンスを持った生薬です。
　私がよく分かっていないだけかも知れませんが、八味地黄丸と本方を使い分けなければならない理由が思いつけません（六君子湯の項で四君子湯に判官贔屓したような理屈ですね）。手元にある方剤解説書、パンフレットの類でも、正直申して説得力のある使い分け説明はないと言えると思います。
　まず本方に含まれる牛膝、車前子の副作用と考えられる兆候（じつは考えにくいのですが）、例えば、活血の過剰による火照りとか痒みとかでしょうか、そう考えられたとき、八味地黄丸にかえればいいと思います。ただし、火照りや痒みは八味地黄丸でもありうることなので、本方が合わない方は、八味地黄丸も合わない可能性が高そうです（それゆえ八味地黄丸への判官贔屓記述をしたくない）。
　しびれや痛みを訴える患者さんに、活血作用のある生薬を配合したくなるのは、ごく自然なことですので近年、牛車腎気丸の売り上げがのびているのも、当然かと思えます。
　さて本方、名称が「腎気丸」というくらいですから、中医学的表現でいえば「腎虚」の薬ということが可能です。つまり腎の機能を補う薬ということですな。58頁の表（五臓の機能）をごらんになってください。腎の機能とは一言でいえば「幼年から青壮年期にかけて発達し、老年期に衰退するもの」という側面があるといえましょう。

といったようなわけで、ここでは腎の機能について少し述べさせてもらいましょう（くどいようですが、ここで腎といっているのは西洋医学の腎臓 kidney ではありませんよ）。

例えば生殖器系の機能、最近の子供がいくらませているといっても、小学校高学年にならなければ孕んだの孕ませただのなんてことはないでしょう。漢方用語でいえば「腎が未熟」だからです。また 70 過ぎのカップルには子供できそうにありませんわな。これは「腎が衰えているが故」です。

そして知的能力。幼年期から青壮年期にかけて向上し、年とともに衰える部分があるのは、事実でしょう。これも漢方的には、腎のつかさどるところと認識されます。

それから、西洋医学的には荒唐無稽と感じられるでしょうが、五行論を紹介した章で述べたように、肺で取り入れられた「清気を納める」機能もあると認識されている臓器です。そんなわけで、冷え性のご老人の、呼吸器系の不調に有効である可能性があります。

ここでエキス製剤になっている『腎を補う』方剤についてまとめてみましょう。

六味丸：地黄、山茱萸、山薬、茯苓、沢瀉、牡丹皮

腎陰を補う基本処方とご理解ください。構成は八味地黄丸マイナス桂皮・附子ですが、こちらの方が文献に初出した年代は新しいとされています。12 世紀に出された小児薬証直訣という小児科の本に出ています。冷え性の子供がいて悪くはないのでしょうが、まあ、老人には冷える人が多いけど、子供には少ないのも事実でしょう。よって子供に補腎を考えるとき温める性質の桂皮や附子は邪魔という発想の処方だと思えます。

元々は小児の発育不良みたいな病態に用いるとしてあります。ただ、そんな病態にめざましい効果が期待できるとも思いません。現代的には「軽くうるおいを与える」ための方剤。私が自分の娘に処方したように（60 頁参照）喘息間歇期の発作予防薬みたいな発想で用いるのが実際的かなと感じています。

無責任に言い放ちますと、私は本方に（というか、本方の主薬である地黄にかも知れませんが）副腎皮質ホルモンのプロドラッグ的性質があろうという感覚で、用いております。少なくとも、西洋医学的に、ステロイド使っちゃえば楽だけど、後々の副作用が……というケースありますでしょ。そんな症例に漢方治療ってことになりますとどうしても地黄使いたくなるんですよね。エキスでいえば、六味丸ないし八味地黄丸・牛車腎気丸等々ですね（あ、そう言えば、副腎って腎臓のそばにありますね）。

　エキスにないから私は幼き日の自分の娘への処方を、六味丸で我慢したのですが、より呼吸器系を意識すると六味丸に五味子を加える都気丸とか、都気丸だけでは潤い不足みたいな状態には、さらに麦門冬を加えた麦味地黄丸とかなどもありだったでしょうね（このての話題続けると、エス君から文句付くでしょうから、興味ある向きはご自分で勉強してください）。

　六味丸を処方して、火照り〜熱感がイマイチという場合、知母・黄柏を加えた知柏地黄丸が良いかも知れません。

　六味丸に眼科的効果を期待するなら、菊花・枸杞子を加味した杞菊地黄丸がよろしいかと思います。

　ごめんなさい。この二方もエキスありません（OTCはありそう）。でも、知母・黄柏にしても、菊花・枸杞子にしても、オマケの部分は、粉末にするとか、エキス＋αがやりやすいところだと思い紹介しました。枸杞子はレーズンみたいなものですから食べてもらってもいいと思います。さらにいえば、プルーンのようなものを積極的に食べてもらうように指導すれば、枸杞子を処方するのと同等（以上かも）の効果が期待できそうです。

牛車腎気丸・八味地黄丸

　正直、この二方の使い分けを述べる能力・経験にかけていますので、同じようなものとして述べます。目標とする症状に、痛みやしびれがあるなら牛車腎気丸の方がより効果的じゃなかろうかと感じはします。

　業界用語でいえば、六味丸が「腎陰を補う」なら、この二方は「腎陽を補う」ことがベースです。基本的には「冷え性」の方むけの方剤と言えましょ

う。

　陽を補うのになんで陰を補う六味丸が入っているか？　という件につきましては、先述したつもり。55 頁をご参照ください。まあ、桂皮と附子だけの処方なんて、なにやら恐ろしげ……というのが漢方屋の直感です。

　エキスメーカーのパンフを見ますと、八味地黄丸の適応に「陰萎」があるのに牛車地黄丸にはそれがないなど訳が分かりませんね。八味地黄丸は、先にご紹介した江戸川柳にあるように、インポテンス改善効果が確かに期待できそうな方剤ですが、八味地黄丸で何とかなるインポテンスなら牛車腎気丸でも効きそうです。

　エキスメーカーのパンフって間違えたこと書いてあるとは思わないのですが「尿量減少または多尿で」なんて、訳の分からない言い方してあるのが困りものだと感じています。そんな記載にご不満の向きは、中医学的な「腎虚」の概念を学ぶとよろしいと思います。「なるほど、泌尿器系の機能をつかさどるとされる腎の機能異常なのだから、尿量減少でも多尿でもありなのか」ということが納得しやすく書いてあります。

　腎虚にはインポテンスも含まれますが、それだけではなく、58 頁の表に示した腎の病的状態が含まれるとご理解ください。そして、その場合六味丸〜牛車腎気丸・八味地黄丸が効果的であり得るということです。

　　　　　「なるほどねえ先生、腎虚ってインポテンスって意味だけじゃないんですね」
　　　　　「江戸時代のシモネタ小咄やら都々逸やらを理解するだけなら、その意味だけ知っていれば良いかも知れませんが、より広い概念であることはふまえておいてください」
　「生殖器系ということでいうなら、男性ならインポテンスとか、検査でわかるところでいうと精子の奇形率やらってところですよね。女性なら不妊症なんかもそうですか？」
　「まあ、そういうことだと思います。男性不妊に関して言えば、精液の検査所見はエビデンスとれるのではないかな？　妊娠に成功するしないはとも

かくとして、強力に補腎すると検査所見は改善することが多いみたいだよ。女性に対しても、補腎法は重要な柱の一つだと思う」
「文献的には、当帰芍薬散とか桂枝茯苓丸等々とかあるみたいですが」
「はいはい、まずはそんなエキス剤試してみるのはいいことだと思いますよ、でも正直申し上げて、私はエキス剤で不妊症のカップルに感謝された経験がないんですわ」
「といいますと」
「そんなエキス剤使うのは、婦人科業界ではそれなりの常識になっているんだろうね。だから、それでかたがつくようなケースは私のところにこないわけですわ、私だって、不妊症として未治療のケースだったらそんなエキス剤処方すると思いますよ」
「つまり先生は、そんな治療受けまくってきた人の経験しかないとおっしゃりたいわけですね」
「左様。理屈抜きに一番最後に感謝された42歳中国人女性への処方を提示しましょう。あえて処方の意味は解説しません（まねしたいのだったら、ご自身で意味を調べ考えてください）。熟・生地黄（各）8、当帰6、芍薬10、香附子6、柴胡4、枸杞子6、山茱萸8、黄耆8、益母草6、甘草3、山薬8。これが初診時処方。それから来るたびに加減しました。3カ月めに妊娠。めでたしめでたし」
「自分で考えろ、なんて意地悪言わないで、少しは解説してくださいよ、それにもしあったら、今やられている、漢方的不妊症治療について一言ありません？」
「まあ、見りゃ分かるでしょう、補腎して補気血して理気活血。あとは随伴症状に合わせて調整する作業です。それが分からない間はまねしてほしくないですね。当帰芍薬散一本槍のほうが危険は少ないと思います。あ、そうそう、なぜか男性不妊には、補中益気湯がワンパターンで処方されているような気がするのだけど、エビデンスあるんですかね？　ここで説明した『補腎』の方法も併用した方がよさげな感覚はありますよ」
「はいはい、先生、少々お疲れのご様子。ベストテンもちょうど半分にな

りました。ちょいと中休み入れましょう。ビールでも一杯いかがですか」
「有り難いねえ、では、お言葉に甘えて……」

石膏エキスについて

　本書でエキス製剤売り上げベストテンを紹介しております。葛根湯、第六位なんですね。一般の方々の知名度から考えると「意外に低いランク」と感じたものですが、されど第六位にランクイン、さすがといえばさすがですね。適応症が結構幅広い方剤です。

　大塚敬節先生も「首から上の病気はたいてい葛根湯を用いた」名医のことをお書きになっていらっしゃいますが、それに続けて「もちろん、そのさいには葛根湯に一、二味の生薬を加味して」おられたとも書かれています。

　そう、葛根湯の適応広いことは確かなんですが、漢方オタクとしてはちょいと加味したい衝動にかられるものなんです。私の意見じゃ説得力乏しいでしょうから、矢数道明先生を丸ごと引用しましょう（漢方処方解説より）。

　加減：五十肩の激しいのには、茯苓・白朮各 3.0、附子 0.5 〜 1.0 を加える。また証に従って加桂枝・加大黄・加石膏・加薏苡仁・加朮・加朮附等として用いる。蓄膿症（上顎洞炎）には、多くは川芎・桔梗・黄芩・石膏・辛夷を加える。

　矢数先生「証に従って」などと軽く書いておられるけど、本当はいろいろ書きたかったのではないかと推察します。

葛根湯は保険適応になる病名の一つにじんましんがあります。寒冷じんましんみたいなタイプなら葛根湯単独でも良いでしょうが、発赤・熱感が強いようなタイプには加石膏としたくなるのです。葛根湯だけでなく「加石膏」としたくなる場合結構多いんです。

　例えば花粉症、もっと一般的にアレルギー性鼻炎などの類に小青龍湯を処方されたり、ご自身で服用される読者も多いのではないでしょうか。鼻水がさらさらした水様の時は小青龍湯単独で良いのですが、ちょっと黄色くなってきたりしたときに石膏入れたいのですわ。

　漢方初学のころ、エキスメーカーのMRさんに、石膏単独のエキス製剤があればいいのに……と言ったところ、他の大部分の生薬は単味でエキスが作れるのだけど、石膏はダメとのことでした。

　確かに石膏入りの煎じ薬を作ってみますと、石膏だけは煎じる前と後で全然見た目は変わっていない感じです（とあるケチな先生が、ならばと、その見た目ほとんど変わらない石膏を再使用してみたところ、効果がなかったそうです。ごく微量の成分が問題なんでしょうね）。

　煎じ薬は処方するのも、生薬を煎じて飲める状態にするのも面倒くさい、でも「加石膏」くらいの加減はしたい……という要求があったのではないでしょうか（私の想像です）。しかし、石膏単独ではエキスが作れない。まあ、それだけの理由じゃないでしょうが、それ故に桔梗石膏エキスが市販され保険収載もされているのではと思います。

コラム　石膏エキスについて

　鼻汁や喀痰なら黄色のどろりとした排泄物、皮膚症状なら先述したように発赤・熱感といった熱邪によるとされるものが石膏の使用目標です。吉益東洞の薬徴では「主治煩渇也。旁治譫語、煩燥、身熱。」とされています。

　桔梗石膏エキスの説明で「のどの痛み〜咽頭炎」などということが強調されていますが（確かにその通りではあるとも思いますが）単純に「加石膏」としたいとき、桔梗石膏エキス、活用できるものと思います。

　エス君のメールにあった「解説してほしい方剤」に何故か「桔梗石膏」も入っていたので、こんなコラム書いてみました。こんなものでいいかい？

第10章 エキス売り上げベスト10・パート2

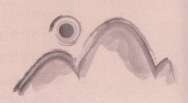

オモシロ漢方活用術

「さて、売り上げランキング六位以下の説明に入るんだけど、第五位で一回中休みにしたのはなにか意味があったのかい？」
「いえ特に、10ある方剤のちょうど真ん中ですから、キリが良いのではと思っただけです」
「なんだ、なかなか良い区切りかなと思ったのは買いかぶりだったのか」
「と申しますと？」
「うん、何故か六位からのほうが、私みたいな古い人間にとってはポピュラーな方剤が並んでる印象があったものでね。まあいいや、6位以下始めますよ」

 葛根湯

一般人の知名度でいえば葛根湯ほど知られている漢方方剤はないと思えます。流石の第六位にランクイン（本当はもう少し上位じゃないか？ と想像していたくらい）ですな。

あのミスタージャイアンツ、長島茂雄氏が巨人の監督をなさっていた当時「特製葛根湯を選手の体調管理に用いている」といった報道があり「特製葛根湯」っていうのが長島さんらしいなと思ったり、プロ野球にはドーピング検査ないのかな……と思ったりしました。構成生薬の麻黄が含有するエフェドリン使うと、オリンピックでは、はねられるみたいですよ。

本書の版元から出した前作の書名に「落語的」と接頭語をつけた手前、古

第10章 エキス売り上げベスト10・パート2

典落語「葛根湯医者」の一席ご披露しましょうか (若干改作)。

「先生、昨日から寒気がして頭は痛いわ、首筋は張るわ、しんどいんですが」

「いけませんなあ、汗はでるかな？ ふむ、出ないと。傷寒論にいう太陽病じゃな。『太陽病、項背強ばること几几、汗なく悪風する者は、葛根湯これをつかさどる』とある。葛根湯を差し上げるから、これを召し上がれ。汗がじわっと出るまでこれを飲むと良いぞ」

「先生、鯖にあたったんでしょうか、こんなのが出来てかゆくてたまりません」

「ふむ、蕁麻疹じゃな、葛根湯を差し上げる、これをおのみ」

「恥ずかしいんですけど、お乳が張って痛むんです」

「どれどれ、乳腺炎ですな葛根湯をおのみください。ときにそちらのお方は？」

「あたしはこいつの付き添いできただけです」

「ご苦労様、何もないけど葛根湯をおあがり」

普通、何が来ても、たとえ付き添いにでも葛根湯を出しちゃう藪医者の小咄と解釈されましょうが、健康保険も通る病名を織り込んだつもり。適応広いんです、葛根湯って。

私が改作した「葛根湯医者」最初の症例が「傷寒論」に出ている葛根湯証そのものです。患者の言葉を受けた葛根湯医者先生の台詞も、傷寒論に忠実に書いたつもり。信用していただいて結構です。

蕁麻疹、乳腺炎なども葛根湯エキス製剤健康保険適応病名です。確かに単なる付き添いにまで飲ませてしまうのは問題かも知れませんが、前に名前を挙げさせていただいた大塚敬節先生が、ご自身、疲労を感じたときの頓服で葛根湯を用いられていたそうで、そうさしたる問題でもないのかもしれません。ちなみにこの用い方は、含有するエフェドリンの中枢興奮作用に期待したものと説明できましょう。

大塚先生は「頸から上の病気は何でも葛根湯」という名医について書かれています。しかし但し書きがありまして「もちろん、そのさいには葛根湯に

一、二味の薬を加味して用いられたという」としています。

　例えば鼻炎症状が強ければ、加川芎辛夷とするといったことです（これはエキスにもなっていますね）。冷え性が強く痛みを伴うようなときは附子末を加えるとよさそうです。熱感が強いような場合、石膏を加えるといい……のですけど、エキス剤だとありませんから桔梗石膏で我慢しましょう。保険適応病名にある扁桃炎で、局所の発赤・熱感が強いような場合は、積極的に桔梗も入れたいところですな。

　話をちょいと変えまして、葛根湯を勉強するときは、少なくとも以下の 2 方もまとめて学んじゃった方が能率的だと思います。原典はやはり傷寒論の太陽病編に記載のある麻黄湯と桂枝湯です。葛根湯と並べて組成を示しましょう。

　葛根湯：葛根、麻黄、桂皮、芍薬、生姜、大棗、甘草
　桂枝湯：桂皮、芍薬、生姜、大棗、甘草
　麻黄湯：麻黄、桂皮、杏仁、甘草

　ちなみに原典では桂皮は桂枝となってますが、基の植物は一緒ですから大差なしと（イイノカナ？）割り切りましょう。

　割り切りついでに、これら 3 方ともに「寒気のあるカゼ用の方剤」とまとめちゃいます。中医方剤学を繙きますとこれらは「辛温解表剤」に分類されるもので、体表にある邪気を体を温める性質を持った生薬を用い、発汗促進させることで追い出そうという方剤とされています。カゼ薬としてのこれら 3 方の使い分けを大胆にまとめますと.

　桂枝湯：悪寒の程度は弱く自然発汗があるもの
　麻黄湯：悪寒が強く自然発汗がなく喘のあるもの
　葛根湯：悪寒があり自然発汗がなく、首〜肩の張りが強いもの

となります。

　発汗促進剤としては桂枝湯はマイルドで、飲ませたあと熱い粥でもすすらせ布団かぶって汗をかかせろ、という指示がつくものです。発汗過多の弊害を予防するように芍薬（潤いを補う作用）を含有しています。

　麻黄湯の発汗促進作用は強力で、鎮咳作用のある杏仁を含んでいますか

ら、呼吸器症状のある場合に適しています。

　葛根湯＝桂枝湯＋葛根、麻黄の関係が分かりますよね。よって発汗作用は桂枝湯より強く、芍薬の配合がありますので、麻黄湯よりは穏やか、と言えましょう。葛根は首〜肩の張りを緩和する効果があるとされ、さらに潤いを補う性質もありますので、発汗過多が起こりにくく、広い範囲の病態に用いやすい方剤となっています。

　葛根湯がその名を冠した落語があるほどポピュラーになったのは、そんな「穏やかさ」の故と思えます。つまり、葛根湯医者先生と同じことを桂枝湯でやると「効かないことが多い」でしょうし、麻黄湯でやると、少なくとも付き添いの人には「きつすぎる」のではないかと思えます。

　日本漢方の主流、すなわち古方派の先生方は、桂麻各半湯（麻黄湯＋桂枝湯）とか、桂枝二麻黄一湯（桂枝湯2に、麻黄湯1の割合で処方）とか微妙にされるそうですが、なるほどではありますが、私は葛根湯一点張り。つまり、桂麻各半湯というのは、葛根湯から葛根を抜き、杏仁を加えた処方になるわけで、咳が強ければ考えもしましょうが（煎じ薬でもいいという患者さんだったら、そんな処方もしますよ）、大体、葛根湯でやってしまいます。

　葛根湯を用いた症例で、私にとってもっとも印象的だったのは、今は亡き父親です。ある晩「寒気がしてたまらない、何とかしてくれ」と一杯機嫌の私に訴えてきました。見るとがたがた震えてただごとではない様子。昼間ならしかるべき病院に紹介状持たせて送るところですが、夜の10時だったか11時だったか、常備薬入れのなかをかき回して見ましたら葛根湯加川芎辛夷のエキス剤がありました（麻黄湯があればと思いましたがない袖は振れず）。それをお湯でまず一包、20〜30分間隔で合計三〜四包服用させたところ、激しい悪寒戦慄は収まり、その晩は眠ることができました。翌日病院に送り、後日化膿性脊髄炎と診断が付いたのですが、少なくとも悪寒に対して「よく効くものだ」と感じさせられた体験です。

　最近、インフルエンザの初期に前段のような感覚で、麻黄湯を用いるのがトレンドみたいですが、葛根湯（もちろん私が父に処方した川芎辛夷は余分）もそんな使い方出来るものだと思っています。

確かに、守備範囲の広い方剤です。

「なるほど、葛根湯は守備範囲広そうな感覚はわかりました」

「確かにそれはそうなんですけど、基本的には体を温める方剤ですから、ちょっと石膏加えるやり方覚えると適応はさらに広がると思います。エキス製剤の範囲内でも『桔梗石膏エキス』という製品がありますから、これを活用するといいのではないでしょうか」

「先生のお父様の話はすごいですねえ」

「うん、まあ、漢方薬の使い方だけど、偉い先生には怒られそうな言いぐさですけど『多少余分な成分には眼をつぶって活用する』ことがあっても良いのではないかと思って父親の例を紹介したんです」

「常備薬入れのなかに麻黄湯がなかったから、ってお書きになってますね」

「少なくとも、あの場合川芎と辛夷は余計だと思ってたよ。でも邪魔はしないだろうという感覚。そんなエキス製剤はないんだけど葛根湯加桔梗石膏ならば使わなかったかも知れないね。とりわけ石膏は邪魔な成分だったと思う。そんな感覚理解してもらいたいなあ」

「なるほどねえ」

「あ、それからこれは蛇足だけど、漢方薬使ってその場の症状が軽快しても、きちんと検査すべきことはあるという教訓を読みとるべき話でもあるわけで……」

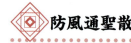
防風通聖散

とても説明しにくい方剤で、章（11章）をあらためて語らせていただきます。まあこれが第七位にランクインした原因は、メタボリック症候群が俗に「メタボ」で一般人の常識にすらなっている現代の時代背景があろうかと思います。

金元四大家の一人で、寒涼派とされる劉完素が作った方剤とされるだけあ

り、基本的には寒涼薬が中心で、体内の毒を皮膚から汗として、大小便として排出させようという方意です。

補中益気湯

流石に別名「医王湯」第八位にランクインです。金元四大家の一人、補土派として知られる李杲（東垣）が作ったとされる処方です。ちなみに「補土派」の土とは、五行のところで説明した木火土金水の土です。つまり臓腑でいうと脾胃（＝消化吸収をつかさどるとされる機能系）です。

寒涼派の劉先生が作った第七位の防風通聖散は、患者に見られる熱性の症候を、寒涼薬で直接さまし、発汗剤、瀉下薬などで体外に排出しようという発想で創始されたということと対比してみると分かりやすいと思うのですが、脾胃の機能を調整することで熱性の兆候に対応しようという発想の方剤と見ることができましょう。中医学教科書的にいえば、補中益気湯は「甘温除大熱」の薬方と表現されるものです。

前段の記載、ちょっと詳しい先生なら「あれ、俺は熱性の症状を目標に補中益気湯なんて使わないぞ」と怪訝に感じられると思います。そしてそれは正しい感性だとも思えます。現代的に本方は、エキスメーカーのキャッチコピーにいうように「消化機能が衰え、四肢倦怠感著しい虚弱体質者の、病後の体力増強、食欲不振に」用いられるのが一般的で、かく申す私自身も、そんな感覚で本方を活用しています。

でも創始者の李東垣先生は「除大熱」を目的に「中（＝脾胃）を補い、気を益す（気の不足を解消する）」ことで何とかしようと考えたのでしょう。それは現代のパンフレットがいうところの「サイトカイン産生増強作用、etc. により生体防御機能を賦活する」ことと通底するように感じられます。

まあ、ごく普通に「元気のない人」に応用すればよろしいのではないか、と言い切ってしまってもさほどの語弊はないと考えています。

日本の方剤解説書では、本方が柴胡を含むためか、腹証「胸脇苦満」のある症例にと説明しておりますが（そして原典より日本のエキス剤は柴胡含有

量が多いとも感じるが故、さもありなんとも感じますが）あまり胸脇苦満という腹証にこだわる必要もないかな、と考えています。

　私自身は腹証分からないので、患者さんのおなかさわりもしない医者ですので無責任なようですが、柴胡剤＝胸脇苦満という方針で、成果を上げられている先生がおられる可能性を否定はできません。でも、本方における柴胡は決して主薬ではないということは、日本漢方の先生方も同意してくださることだと思います（胸脇苦満があれば柴胡剤という感覚で用いるには、含有している柴胡の量が少なくあるべき方剤だということが言いたいわけです）。

　我が恩師のひとり焦樹徳先生は、御著書で「本方で柴胡や升麻を多く用いると、原方の意味から変わってしまう」と述べられ、注意を促されています。

　私がエキスを用いて処方するとき、本方は「ワンオブ補気剤」です。例えば十全大補湯や人参養栄湯を用いて胃腸系の副作用を訴えられたとき、それらから地黄を抜く感覚で本方にかえるといったことですね。

　本方の組成を強く意識して、煎じ薬を処方するのは、柴胡・升麻という組み合わせで「昇陽挙陥」を意識するときでしょうか。具体的には内臓下垂みたいな症候があるときです。

　まあ、でも、使いやすい良い方剤だと思いますよ。私自身も疲労感強いとき飲むこともあります。

　　　　　　　「先生、本方は地黄を含まない『軽い補剤』みたいな認識でいいんですか？」
　　　　　　　「うーん、そう表現する発想は全くなかったけど、それなりに言い得て妙かもね。確かに胃腸系の副作用が起こりにくいってところはメリットだと思います」

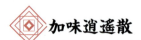

加味逍遙散

　本方が第九位、なるほどさもありなんですね。精神医学系漢方医としては

第 10 章　エキス売り上げベスト 10・パート 2

頻用する処方でして、逍遙散という方剤（これはエキスにありません）に牡丹皮・山梔子を加えたものです。

　逍遙散は、基本的に血虚証がベースの「肝気鬱結」を治療する方剤だと言えると思います。ちょいと逍遙散を構成生薬から見てみましょう。

　「肝の気は健康な樹木のように伸びやかに四方にひろがるのが正常（肝は五行でいうと「木」であることを思い出してください）」というテーゼがありまして（はい、書いている私自身、与太話と感じております。しかし、それなりに由緒ある与太ということでご海容のほどを）、その「伸びやかさ」が失調している状態を「肝気鬱結」と称するのです。

　伸びやかであるべきものがそうでなくなると、憂鬱になったり、いらいらしたりしそうでしょ、そうなると快食快便というわけに行きにくいでしょうね。消化器（＝脾）に対する配慮もあらまほしいところですね。

　鬱結した「肝気の伸びやかさ」を解消しようとする治療法を業界用語で「疏肝解鬱」といいまして柴胡、芍薬、薄荷という配合がその目的でなされます。

　ベースにある血虚証に対して、当帰・芍薬を配合。

　憂鬱感、いらいらに伴う消化器症状に対応するため朮・茯苓・生姜・甘草を配合。

　逍遙散を作った先生は、前段までで述べたような思考過程を経てこの方剤を創始したのだと思いますよ。

　私は以前、自著にて「女性の月経周辺の症状は、だいたい逍遙散加減」と書きました。それは今でも変わっていません。PMS や月経痛ですね。この話、煎じ薬で書き始めると際限がなくなり、エス氏におこられそうなので、エキスの加味逍遙散で加減の方法を述べましょう。

　逍遙散に牡丹皮・山梔子という二味の清熱薬を加えたのが加味逍遙散です。よって、いらいら、のぼせ、ほてりといった熱性の症候が見られるときにベターですが、まあ、方意としては逍遙散とほぼ同じと言えましょう。

　のぼせ、いらいら感などの熱証が強いと判断できたら、さらに黄連解毒湯・三黄瀉心湯などの合方を考えます。

疲れやすいとかの気虚症状があれば、四君子湯、六君子湯、補中益気湯などと併用してみてください。

月経痛が強いとき、延胡索（安中散の成分で、鎮痛作用が期待できます）を 1～2g ほど併用してもらうと良いことがあります（痛みがある期間だけでもいいと思います）。

延胡索の粉末が使えなければ、安中散を合方しても良いでしょう。

陰陽論の章で「冷え性」にも保険適応があることを書きました。清熱薬の配合がかなりある本方が「冷え性」の薬たりえるのは、奇妙な感じもありますが、気の巡りが伸びやかになればおのずと改善する症候の一つなんでしょうね。

話は少し加味逍遙散から脱線しますが、冷えや熱感の治療効果は、治療によって得られた変化が「快い」ものであるかどうかで判断すべきと思います。例えば、冷えをねらって八味地黄丸や牛車腎気丸を処方し、結果、冷えはとれたが、不快なのぼせ感が……と訴えられた場合、その方針を見直す必要があるということですね。

逆に、処方するとき「冷えをなんとかしてやろう」という意識が希薄な処方をすることもあります（訴えが多い人の場合、全ての愁訴に対応するような足し算をすると、訳の分からない処方になっちゃいます）。そんな場合でも、結果として「快い温感が得られた」といわれることも間々あります。それはその治療がうまくはまった証拠と考えています。ご参考までに。

「うーむ、私としては最もよく処方するエキス剤なんだけど、説明するの難しい方剤だなあ」

「先生、抑肝散のところで抑肝散に芍薬を加えて使いたいとき、七物降下湯に柴胡剤を合方するとおっしゃってたけど、柴胡含有処方として加味逍遙散が良さそうなニュアンスで書かれていましたよね。その辺はどうなんですか」

「なるほど、結構な合いの手ありがとう。おっしゃるとおりバランスいいですね。ついでに似たニュアンスの方剤紹介しましょう。能書きだけ読むと

あまり似た感じしないかも知れませんが、滋陰至宝湯という方剤、逍遙散の加減方と言って良いほど似てます。逍遙散使いたい症例で、呼吸器症状もあるかたにはおすすめ」

「先生、あとマイナーだけど芎帰調血飲という方剤もお好みだとかおっしゃってましたね」

「よく覚えていてくれたねえ。業界最大手のT社にないからマイナーなのかも知れないけど婦人科系愁訴がメインのとき、むしろこちらを処方することが多いかな？ 逍遙散との性格の相違一言でいえば、芎帰調血飲の方が瘀血をとる作用が強調されている感覚だね」

「芎帰調血飲には柴胡はありませんが」

「代わりに香附子や烏薬が入っているから、気の巡り整える意味では十分な感覚ですな」

「先生は婦人科系の痛みの症状には、延胡索やもしくはそれが配合された安中散を頻用されているようですがその他にウラワザ的な生薬使用法ありません？」

「そうですねえ、サフランをちょびっと粉末で混ぜると（サフランって高いからホントに一日量20〜30mgくらいでも良いみたい）効果アップすることがあるみたいですよ。サフランってパエリャとかブイヤベースなんかに使うスパイスだけど、ホントに少量で十分でしょ」

 ## 当帰芍薬散

さて、ベストテンのしんがりは当帰芍薬散。その昔「奥さん、お嬢さん、当帰芍薬散」というキャッチコピーがあったそうで、確かに女性に使いやすい穏やかな薬です。

当帰、芍薬、川芎で補血・活血し（本方のほうが歴史的には四物湯より古いのですが、四物湯から胃腸障害をきたしやすい地黄を抜いたものとお考えあれ）、茯苓、沢瀉、朮で健脾（消化吸収系の調整）利水（水分代謝の正常化）をはかった方剤といえるでしょう。

本方と前項の加味逍遙散、そしてランクインはしておりませんが、婦人科御用達の頻用処方、桂枝茯苓丸の適応病名だけ眺めてみると「どう使い分けるんだ？」という感覚でしょうけど。私は一応以下のように考えております。

　加味逍遙散にあって本方にないもの＝疏肝解鬱のパワー、清熱剤の配合。つまりいらいら感、火照りのぼせの強弱で使い分ける。

　桂枝茯苓丸にあって本方に少ないもの＝瘀血（46頁の表参照）をとるパワー。つまり瘀血の症状が前景にたっているときは桂枝茯苓丸という感覚。

　それやこれや、本方は婦人科の常用薬としてベーシックで穏やかな印象の方剤なのです。結論として、エキスメーカーのパンフにあるような説明になるのですが、むくみやすいご婦人を診たら、本方を第一に考えるところでしょうか。

　エキスメーカーのパンフに、適応症として「妊娠中の諸病」などというのがあり「じゃあ、妊婦にはこれ飲ませとけばいいのかよ！　だから漢方はだめなんだ」てな感じで、漢方嫌いを生み出しそうですが、妊娠中は生理的にもむくみやすいわけで、血が不足しがち……という状況を考えると、穏やかに補血して利水する本方は、比較的安全に妊娠に関連するトラブルを未然に防いでくれる作用もありそうで、あながち否定できないでしょう（すみません、産婦人科医ならざる私、この目的で本方を処方した経験ありません。あしからず。でも本稿執筆時の私、娘が妊娠中だったのです。何か例えば、軽い頭痛とか肩こり、むくみなどを訴えられたら、これを出す予定ではありました）。

　適応に「不妊」というのもありますが、私なら本方の方意に、補腎薬を加えて処方しますね。まあ、私のところにたどり着く方々はすでに本方くらいの処方は試されていることが多い故のことかも知れませんが。

　以上でベスト10解説終わります。書いていて痛感したのは、私にはエキス剤だけで治療し印象に残る症例が少ないということ。煎じ薬の加減ならいくらでも書けるんですがねえ……。

第 10 章 エキス売り上げベスト 10・パート 2

「どう、エス君、こんなもので示談にしてくれませんか」
「うーん、先生って、飲み屋で話してると、本当に『いくらでも書けそうな人』という印象なんですけど、意外と筆のすすみが遅かったですねえ」
「そりゃそうさ、焼鳥屋で君を丸め込むのは簡単だけど、活字で、それも一応医学書の体裁で売る本な訳でしょ。どんな読者がいらっしゃるか分からないじゃない。これ著者としては、相当なプレッシャーなんだぜ」
「なるほどねえ、先生って確かにライターとしては良心的な方だとは思えるようになりました」
「そう思ってくださるのは有り難いねえ」
「でもあれだけ語れるのだから、飲み屋での会話録音して、テープ起こししてちょいと校正してもらうと、かえって売れちゃう本が出来るかも知れませんよ」
「やだよそんなの、あまり安易にはやりたくない……ん、待てよ、北田君と佐藤先生入れて責任三分の一ならやってもいいかな。会場は静かな料亭ね」
「企画出してみようかな」
「あ、そう？ 一日じゃ終わらないだろうから、和風料亭だけじゃなくてフレンチの日もあってもいいよね、私、赤ワインは重いやつが好み、佐藤先生が入るとあの人一人でまあ、2～3本は必要で……」
「やっぱり、企画出すの止めますわ。先生は、この本に集中してくださいませ」

抑肝散と逍遙散

　精神医学系漢方医としては、とてもよく使う方剤です。逍遙散そのものはエキス剤にありませんが山梔子と牡丹皮を加えた加味逍遙散はございます。この両者95頁と120頁でも紹介致しましたが、抑肝散が売上量ナンバー3、加味逍遙散はナンバー9と堂々のベスト10処方です。

　中医方剤学書を繙きますと、抑肝散は熄風剤、逍遙散は和解剤なるところに分類されるようですが、この二方結構似ているんです。

　初学のころ、この二方剤の記憶法、とある雑誌で「柴苓朮甘（サイリョウジュツカン）（柴胡・茯苓・白朮・甘草）は共通で、川で釣りして帰る（川芎、釣藤鈎、当帰）のが抑肝散で、薬を荷なって今日帰る（芍薬、薄荷、生姜、当帰）が逍遙散」なんて暗記法を知り、ま、大してできがいい語呂でもないのですが、以来、この二方剤をイメージして煎じ薬を処方するときは「川で釣りして……」なんて唱えつつ処方箋書いております。

　編集者のエス氏から、そんなのあったらたくさん紹介して、って要請がありましたが、あるところにはあるのかもしれませんが、日本製のやつは私不勉強にしてほとんど知りません。

　しかし、漢字の国中国は流石にいろいろありまして、下らないものから結構役にたちそうなものまでいろいろありますのでちょいとご紹介申しましょうか。

　まずは下らないほうから。手元に「湯頭趣記図釈」なる本が

コラム ● 抑肝散と逍遙散

ありまして、いやもうこれは本当に下らない（ちなみに、私だけが下らないと思っているのではなく、私の「歩く中医学辞書・北京中医薬大学日本校教授」の韓先生も同意してくれてます）。

　ま、逍遙散で行きましょうか、「図釈」というくらいですから中国風の絵が描いてありまして、これが（少々皆様に分かりやすく意訳をいれます）国境警備隊の将軍と土地の大富豪が亀を煮て酒盛りしてる図なんですね。その将軍、きちんと仕事しないから逍遙（ふらふらしてる）将軍と呼ばれてます。逍遙将和（和とは英語で言えば and）戸主（中国語通からは文句がつくでしょうが、土地の大富豪です）服亀薬。と書いてあるんですが、これに続けて逍遙姜荷胡白朮甘茯帰薬（これが逍遙散の組成なんですね）。

　ま、確かに、絵の説明にはなってますし、逍遙将和……のところ以下は、逍遙散と同音の漢字が並んでますから一部の中国人学生にとっては方剤暗記に意味のある本なのかもしれません。でも下らない。

　韓先生と私が一致して推薦してるのが、中医学の方剤学教科書の巻末についている「方剤歌訣」です。韓先生によると（彼は私より 10 歳くらい年下、彼の地の教科書もちょいとずつ改訂があるみたいで、私の蔵書とは若干違う教科書で勉強したみたいですが『微妙に違う、でも大略同じ』だそうです）

　のっけから紹介しましょう。最近、インフルエンザ対策で有名になってきた麻黄湯で行きましょうか。「麻黄湯中用桂枝、杏仁甘草四般施、発熱悪寒頭項痛、喘而無汗服之宣」とありま

す．中国語分からなくても，分かるでしょ？

　何でこんなコラム書いているかといえば，中国語に堪能でなくても，私達日本人に役立つ本があることを紹介したかったから．中医方剤学とか，中薬学とかの本は，中国語の本でも理解できると思いますよ．中国語の文法は英語と似てますから．もし興味が深ければ挑戦してみてください．小説やらなんやら，文学的なものは私にも歯が立ちませんが，方剤学・薬学は語学的には簡単ですから（ちなみに韓先生は，私の日本語の著作理解できないでしょう……しかたないですね）．

　エス氏からクレームが付きました．
「じゃあ，先生，なんで『下らない』本の紹介したんですか」と．
「そうねえ，漢字ばかりの羅列で書かれた本だと，それだけでありがたがる風潮なきにしもあらずだから……ってことですな．正直，中国にも下らない本は山ほどあるということを伝えたいがためですわ」

　ま，とにかく，中国の大学で使われている教材の薬学とか方剤学の本は，あまり中国語に堪能でなくても読めるし（理解できる）方剤学の巻末の「方剤歌訣」はすごく煮詰まっていてよろしいものだってことがいいたいわけです．

第11章 一貫堂について

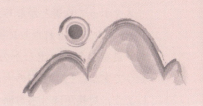

オモシロ漢方活用術

「先生、最近メタボ対策のOTCでコッコアポとかナイシトールとか宣伝されてますけどあれ元々は漢方なんでしょ」

エス君のツッコミが入ります。うーん、そうなんですよね。ほとんどが防風通聖散です（防已黄耆湯のもありますが）。これが私には書きにくい処方なんで執筆もたついたってことは白状致します。

大体、エキス剤のくせに18味も生薬が入っていて説明難しいんですわ。

森道伯って偉い先生の「一貫堂」という漢方の流派がありまして、そこで頻用された処方がメジャーになってるというところのようです。

昭和の漢方の大家、故大塚敬節先生（大塚先生は漢方の流派的にいえば「古方派」に分類されるのでしょうが、とても柔軟な先生で、肺炎には何を？　との問いに答えて曰く「ペニシリンを使う」とおっしゃったそうです。細かい漢方薬の使い方に関してはともかくも、考え方には大いなる共感を覚え「私淑」している大家の一人です）も「他の一貫堂の処方はよく応用されたが、防風通聖散だけはほとんどお使いにならなかった」という話を聞き、関西の一貫堂の大家、故中島紀一先生は「そうじゃろう、あんな無茶苦茶な処方はないものなあ」とのたまわれた由。私も説明しにくい不全感が若干いやされた想いです。

森先生の高弟、矢数格先生（弟の道明先生の方が知名度高いかな？）の受け売りをいたしますと、皮膚・肛門・腎臓から熱邪を排出する方剤とのことで、一貫堂医学で言う臓毒を治す（風毒・食毒・梅毒・水毒）なんだそうです。

臓毒症体質とは、若い頃は健康で、中年以降脳卒中などの血管性イベント

の起こりやすい体質と認識されているようで、まさに現代的には「メタボ」なんでしょうな。

　メタボって食毒とかなりオーバーラップするところが多いでしょうから、OTCになってそれなりに売れているのも宜なるかなでしょうね。

　一貫堂の名前を出したのですから、ざっとご紹介申し上げる義理はありそうですね。日本漢方の大きな分類でいうと「後世派」ということになりましょう。対義語は「古方派」でしょう。古方派というのは、中国が漢の時代に成立したとされる「傷寒論・金匱要略」を重視する学派です。つまり後世派とはそれ以降に成立した医書や方剤をも、積極的に採用する（それ故"後世"）流派の系統ということです。

　一貫堂では、三大証と五方ということをいい、以下に証と対応する方剤をあげますと、
瘀血証体質：通導散
臓毒証体質：防風通聖散
解毒証体質：柴胡清肝湯（小児期）、荊芥連翹湯（青年期）、
　　　　　　竜胆瀉肝湯（壮年期）
という風に使い分けるとしてあります。

　瘀血証というのは、血の滞りやすい体質。臓毒証は先述。解毒証というのは現代的にいえばアレルギーにかかりやすい体質かな。

　我ながらものすごく杜撰で大雑把、ごめんなさい。ついでに思い切ってこれら五方の特徴をまとめてしまいますと、どれも補剤か瀉剤かといわれれば「瀉剤に属する」ことになるのですが、微妙に「補う」成分が配合され、長期間連用しやすい工夫がされているところでしょうか。

　ここでちょっとご注意申し上げますと、漢方方剤の名称は組成に一対一で対応しているわけではないということです。

　日本で保険収載されているエキス剤にも、メーカーによって微妙に違う組成のものがあります。例えば柴胡加竜骨牡蛎湯でいえばツムラ社の製品は大黄が入ってないのに対して、コタロー・クラシエ社のものには大黄が入っているといった具合。

第 11 章　一貫堂について

　大黄の有無を「微妙」と片づけるのは乱暴かも知れません。柴胡加竜骨牡蛎湯を処方されるときは便通の状態をインタビューしてメーカー指定したほうが良さそうです。蒼朮が白朮になっているなんて相違は「大差なし」としても良いかも知れませんが、十味敗毒湯・半夏白朮天麻湯（異なる生薬が入っている）や大・小の健中湯類（入っている飴の量が違う）などはちょっと注意して使い分けた方が良いかも知れません。

　前段は少々トリビアの雰囲気が漂う話題ですが、竜胆瀉肝湯に関しては絶対にメーカー指定してください。ツムラ社で出している竜胆瀉肝湯は中国の医書から採ったものですが、本章でふれた一貫堂の竜胆瀉肝湯をエキスで出そうとするならコタロー社のものを指定しなければなりません。ツムラ社のものは9味であるのに対し、コタロー社のものは16味、生薬の総量は大差ないのですが、コタローすなわち一貫堂のものは一味一味は少量なのですが多種類の配合がされています。分量まで詳述致しませんが、ツムラ社のものが含有する生薬に加えて、芍薬・川芎・黄連・黄柏・連翹・薄荷・浜防風という組成です。

　ツムラ社のは「中国の医書から採った」などとさらりと書きましたが「中国の医書」でもいろいろありまして、手元にある「簡明方剤辞典（簡明とは申せ、厚さ6cmある結構ボリュームある辞典です）」によると、竜胆瀉肝湯と称される方剤は八種類記載されています。どれも「竜胆（リンドウの根）を主剤にした肝の熱を瀉する（この意味書いてるときりがないのでご勘弁）」方剤だから、同名になっちゃうのですが「同名異方」ってのは結構たくさんあるものなのです。

　ちょいとくどめに竜胆瀉肝湯について書いたのは、一貫堂の方剤（先述した五方等々）は「瀉剤に属するが補う成分も入っている」性格を何となく理解していただきたかったから。ツムラとコタローのマニュアルを見比べていただき、そんなニュアンス分かっていただきたいものだなと思ったもので。

　「あれあれ、先生。『俺は一貫堂なんてわからんからそんな方剤については書かないぞ』なんてこと以前おっしゃっ

てなかったですっけ」

　エス君のツッコミが入りました。

「うん、まあね。でも、防風通聖散はともかくも、煎じ薬出せない患者さんには、昔から結構本章で書いた方剤を処方してることに気づいたんだ」

「一貫堂知らないっておっしゃってた割には妙ですね」

「まあ、一貫堂直流の師匠に入門した訳じゃないから『知らない』って言ってたんだけど、私にとってエキス剤で処方するってことは、患者さんを診て、頭の中で煎じ薬の処方を考える、そしてその処方に近いエキス剤を考える……って作業なんだ。そうすると本章で書いたような処方に行き着くときが多いということなんだろうね」

「分かりましたよ。つまり先生は解毒証だ、臓毒証だって一貫堂の概念は意識してなかったけど結果的にそこにいくことが多いってことですな？」

「さすが伊達に医療系出版社に勤めちゃいませんな。その通り。それにね、漢方に本格的にハマり始めたころ、中島先生門下生が中心の神戸中医研がお出しになった教科書のお世話になった恩義もあるから、一応一章さこうと思い立ったわけ」

「先生の思い入れは分かりましたけど、先生は具体的にどういう風に使い分けしてるのか書いていただかないと、基本的に本書の対象読者は『漢方をこれから勉強しよう・始めてみよう』って若い先生方なんだから」

「うーむ、そう来ると思ってました。でも、『メーカーのマニュアルをしっかり読んで……』じゃあなたや読者納得しないだろうねえ。会話体じゃウザイからもう一くさりピン芸でやらせてくださいませ」

　私の認識で言えば、例えば解毒証に対する柴胡清肝湯と荊芥連翹湯の差異なんて微々たるものなのです。私の医院に来られる方で、これらを処方したくなる患者さんは、鼻炎とかアトピーとかアレルギーの関与が考えられる人です。あえて乱暴に申しますと「どっちを出しても合格点」の場合が多いでしょうね。ただ両方とも、7章69、70頁で説明した温清飲の加味方ですから、血虚と熱証の両方がある人ですね（その見立てが間違っていたら仕方な

いけど）。

　荊芥連翹湯は、柴胡清肝湯マイナス牛蒡子・栝楼根（カロコン）、プラス荊芥・防風・白芷（ビャクシ）・枳実（キジツ）の処方構成です。ものすごく大雑把な言い方ですが、違っている生薬の薬能を考えて使い分けるところでしょう。

　荊芥・防風というのは「風邪の影響が強いとき」に使いたくなる生薬ですし、白芷は頭痛に使いたい薬です、枳実はミカン科の果実、まあおなかの調子を整えるスパイスとでも思ってください。

　牛蒡子はのどの痛みに頻用する生薬で栝楼根は潤いを補う効能。この情報で使い分け考えてください。漢方処方には絶対の正解なんてありえないと思ってますから。

　もう少し具体的に……ですか？　あまり性に合わないんだけど、要するに荊芥連翹湯で始めて、もう少し潤い与えたいなと感じたら柴胡清肝湯に換えるとかすればいいのではないでしょうか。それで「先生、前の方が良いみたい」とでも言われたら、こだわらずに換えればすむこと、いい加減にすぎるかなあ。

　先ほど解毒証体質の小児には柴胡清肝湯、青年期には荊芥連翹湯と使い分けると矢数先生を引用しましたが、関西の巨頭、中島紀一先生は解毒証に対しほとんど竜胆瀉肝湯ばかり用いられたそうです（もちろん、一貫堂流のものがベースでプラスαもあるみたいです。エキスメーカーでいえばコタロー社のものです）。

　中島先生という方は、ご子息の虫垂炎を漢方だけで治したとか、ご自身が交通事故で、外傷性血気胸みたいな状態で入院させられた病院を抜け出し、自宅で通導散を飲みながら、5日間動けず大小便垂れ流し状態で治した（ご自身雑誌での対談で「戦後のこと」とお語りになってます）という武勇伝をお持ちの方です。時代が時代とは言えすごいですねえ。

　中島先生門下生の御著作などから知ったことですが、先生の医院では、上述した複雑・多味の方剤などを予製しておき、それらをさらに合方し、一日量が30gくらいになるよう処方するのだそうです。つまり患者さんに渡される処方の一味一味の生薬量はごくごく微量で多味のようです。

いろいろ一貫堂の解説めいたことを本章で書きましたが、正直申し上げ私とは全然発想が違う体系のようで、「分かりません」と白状するのが正しい態度なのかも知れません。
　私の師匠は中医学系の先生方で「虚即補之、実即瀉之（不足してれば補い、悪いものがあればこれを瀉する）」の原則をたたき込まれました。
　中島先生と直接の交流を持たれた山本巖先生の表現を援用していえば、中医学は「寒証のひとは暖める」のが原則なのに対し、中島流は「ちょっとさます薬を用いてマイルドなスパルタ式に鍛える」ところがあるのでしょうね。
　本書では、複雑な方剤も基本要素に分解して考えると理解しやすい、と先述致しましたが（そしてそれは本音ですが）、複雑な方剤をまとめて一つの単位のように把握する方針もありなのかなとも考えています。本章に登場した方剤一つ一つは、基本単位に分解して解釈することは可能でしょうが、中島流で処方された個々の患者さんに対する処方は、そんな分析を許さない程度に複雑です（でもしかし、もし「エキスで処方して」という条件が加われば、中島流門弟の先生方と、私の処方、そんなに違わないのではないか？と思われるのが興味深いところ。であるが故に、僭越・傲慢を顧みず本章を書いた次第です）。

「うーん、先生にしては踏み込んで書いてくださいましたね。でも、通導散や防風通聖散に関する、もう少し具体的な使い分けをお願いしますよ」

「分かりました。通導散は瘀血のある便秘患者によく出してます。例えば煎じ薬をメインに処方してる人にも、便秘対策として処方することがあります。煎じ薬に下剤成分入れてしまうと、下りすぎてしまったときに対応が難しいじゃないですか、だから患者さんには『通導散を下剤と考えて便通の状態をみてご自身で加減服用してください』という調子ですけどね。単なる下剤という意味と瘀血をとる作用に期待するわけです」
「中島先生の武勇伝お書きになったのは、どういう意図なんですか」

第 11 章　一貫堂について

「まあ、単純に面白いと私は感じたから紹介しただけなんですけど『こんなアホみたいなことやってた医者が指導的立場にいる体系は……』という批判的感想を読者に抱かせる自由を表現したかったからでしょうね。ご本人が公言していらっしゃることだから良いのではと……」

「先生って素直じゃないからなあ」

「自分が虫垂炎になったら、私自身の体験を本書にも書いてるけど、何をやっても倫理的には許されると思う。でもねえ、身内とはいえ息子さんに対してはねえ……。まあ、中島先生の当時は抗生剤も今ほどはなかっただろうから、許されるのかも知れないけど、今、それやっちゃいけないとも思ってます。

さすが中島紀一すばらしい！　という感想を強要するような記載はしたくなかったということです。まあ、すばらしいという感想持っていただいてもかまわないんですが」

「なるほど、で防風通聖散に関してはいかがなんです？」

「大塚先生じゃないけれど、防風通聖散はよく分からなかったけど、最近、百発百中の良い運用のコツを発見しました」

「そういうのがあるんだったら、書かなきゃダメじゃないですか」

「下らないトートロジーでもあるんだけど、防風通聖散のOTC版のナイシトールとかコッコアポとか飲んでいて調子よく、止めると具合悪いって患者さんには絶対ですな」

「先生、そのサゲくだらなすぎる」

　私の師匠連は、別章でも書いておりますが、北京の中医の先生方なんです。よって使用する方剤は、もちろん古方（向こうでは経方というようです）のものもありますが、新旧とりまぜて自由に加減運用される方ばかりでした。だから私の用薬法は、自ずと日本で言えば「後世派」的になるのだと自己分析しております。

　ま、ご参考までに。

話のタネに（煎じ薬の周辺）

　漢方薬の多くは＊＊湯という名前がついています。元来中国語であったものがほとんどで、中国語では「湯」はスープを意味します（中華料理屋でスープに入っている麺を湯麺と言いますよね、その湯です）

　ですので、本来の＊＊湯は、処方された生薬を煮出してそのスープを飲むものなのです（ちなみに中国語では、薬は「飲む＝喝」ものではなく「食べる＝吃（麻雀のチーですな）」ものです。余談ですが）。

　そのスープを煮出すのに用いる道具ですが、うるさい先生は、遠赤外線がどうのこうので土鍋がいいとおっしゃるようですが、私は鉄でなければなんでもいいと指導しております。何故鉄は好ましくないのかひとくさり致します。

　南部鉄なんかで出来た急須がありますね。鉄製のものでお茶をいれると、お茶の味が変わること、ご経験があるかもしれません。好みもありますが、鉄器を用いた方が、味が柔らかくまろやかになるようです。鉄が、お茶の成分タンニンをキレートしてしまう故と説明されます。漢方生薬にも成分としてタンニンやタンニンと同様に鉄でキレートされるものを含有していることがあるため、「鉄器はやめて」と申し上げるわけです。

　妻が好んで見ていた韓流医療系時代劇「ホジュン」でも薬を煎じるシーンが毎回のようにありましたが、陶器製の壺のようなもので作ってましたね。

　20年以上前、まだ公務員医者をやっていたころですが、北

コラム ● 話のタネに（煎じ薬の周辺）

　京で中医学研修をさせていただきました。主に北京中医医院（というと、小さい診療所みたいな印象を持たれるかも知れませんが、日本流にいえば大病院です）で勉強させていただきました。
　入院患者さんの薬を煎じる部屋を見学させてもらいましたが、壮観でした。何百というコンロがならび、各々に個々の患者さんに処方された生薬が入り一斉に作るのだそうです。
　また、医院の門の外では、薬を煎じるための土鍋を商う露天商がおりました。ちなみに、入院患者用の鍋は、丈夫一点張りの金属製でしたな。たしかに何百と並べて煎じるのに、壊れるおそれのある土鍋は使っていられないのでしょうね。
　少なくとも二千年くらい前から中国では生薬を煎じる文化があったことは確実です。当時、冷蔵庫など当然ありませんでした。冷蔵庫の有無でいえば割合最近まで一般家庭にはなかったとも言えます（今年還暦の私ですが、幼いころ氷屋さんから大きい氷を買って使う「非電気式冷蔵庫」が家にあった記憶を有するものです）。
　今の私、患者さんには煎じるのは一日一回でいい、ただし出来た薬は冷蔵庫で保管して……。と言っておりますが、冷蔵庫が普及していなかった時代にも診療されていた先生方のやり方をご紹介申し上げるのも一興かと存じます（ここでは、慢性的な疾患で、同じ処方を、比較的長期間服用する状況を想定しています）。
　「夜に一日分全部の生薬を使い、コップ一杯くらいに煎じそれを全部飲みなさい、煎じ終わった生薬は一晩捨てずに、次の

朝二番煎じを作りそれを飲んでから（中国語的には「食べてから」ですが）生薬を処分しなさい」と言っておられたそうです。
　第8章で紹介しました当帰とか芍薬なんかを含んでいる煎じカスなら外用しても御利益ありそうですよね。手ぬぐいで袋を作り、それにカスを入れ入浴剤代わりにするのも乙なものです。園芸が好きな人の説では、生薬の煎じカスっていい肥料になるそうです。
　だから何なの、って話ですが、あまり煎じ薬処方に、高いハードル感を持ってもらいたくないが故の作文でしょうか。百数十種類の生薬は健康保険適応にもなってますし、いきなり患者さんへの処方は……と感じられるなら、まずはご自身ないし、ご家族への健康サプリ的処方をやってみるのもよろしいのではないか〜漢方的方法を実感しつつ身につける良い方法なのではないかと愚考した次第。まあ、やってみると結構面白いものであるとは思いますよ。

第12章

オモシロ漢方活用術

瞑眩(めんげん)について

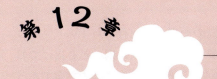

　瞑眩という難しげな漢語、日本で漢方オタクしている人にはかなり有名なことばです。言葉を換えて言えば「ちょっと漢方をかじっただけの人でも知っている可能性が高い」ことばだと感じています。

　ところがところが、私が中医学を学び始めてからおつき合いのある北京の指導的中医師の師匠方、皆さん北京中医医院・院長とか、北京中医薬大学教授とか、錚々たる肩書きを持った方々ですが、誰一人としてこの言葉をご存じありませんでした。手元にある「中国医学大辞典(中国で刊行された4巻からなる辞典)」にも、少なくとも見出し語としては収録されておりません(我が家にご招待もした時、さらさらと即興で漢詩を色紙にしたためてくださった焦樹徳先生だったら、ひょっとしたらご存じだったかも知れませんが、私がおつき合いいただいた3週間に質問し忘れました、ごめんなさい)。

　瞑眩、当然元々は中国語です。それにも関わらず、何故に先述のようなことになっているかというと、これまでにも度々名前を挙げた江戸時代の名医、吉益東洞が「もし薬が瞑眩を引き起こさなければ、病気は治らない」という意味のことを、中国最古の史書と言われる書経(尚書ともいう)から引用したからのようです。

　小学館の「日本国語大辞典」をみますと「めんけん、元来はめまいの意で、のち『書経-説命』に『若薬弗瞑眩厥疾弗瘳』とあるのを吉益東洞が引用したところから、漢方治療時の治癒に先立って起こる一過性の劇症をいう」とあります。さらに同辞典は、江戸時代の黄表紙(まあ、その時代の通俗的な読

み物です。現代に置き換えれば、週刊誌の記事やら流行った TV ドラマの台詞にでも相当しましょうか）や、歌舞伎に用いられた例などを掲げており、現代はともかくも、江戸時代にはかなり一般的にも知られた言葉であったろうことが想像されます。

　中国の中医大学の教師や学生だった人たちと話してみて、彼らは流石だと思うところは、古典に関する知識の豊富さです。例えば本書で開陳した、四診に関する難経のフレーズは、韓先生との雑談のなかで教えてもらったことです。しかし、そんな彼らでも東洞先生が用いた意味は分からないんですね（度々登場する韓先生は「え、そんな言葉日本人が知ってるの？　めまいみたいな意味だけど」とおっしゃってました）。

　吉益東洞が示したとされる有名な例を紹介しましょう。幼いころから慢性胃腸病を患っていた中年の患者に、生姜瀉心湯（半夏瀉心湯の干姜を減じ、生姜大量を加えたもの）を投与したら、ひどい吐き下しを起こして気絶、仮死状態に陥ったが、その後回復し、慢性病もすっかり治った。という話です。

　確かに例えば「漢方薬を飲み始めて、ちょっと下痢したが、落ち着いてすっきりした」ということは間々ありますが、気絶させてはいけませんよね。現代に医業を営むものとしては「苦痛の少ない排泄物増加症状以外は副作用」という考え方で行くべきだと思います。

　吉益東洞という人は、広島で生まれ 37 歳で京都で開業医となったが流行らず、一時期人形作りなどして糊口をしのぐ生活をしていたといいます。44 歳の時に当時高名であった山脇東洋に見出されて頭角をあらわしたとされています。

　東洞は非常な勉強家で、古今の医書はいうに及ばず、四書五経・諸子百家など医書にあらざる古典も学んだようです。表題の瞑眩云々もそうですし「病を攻むるに毒薬をもってし、精を養うに穀肉果菜をもってす」などのテーゼはそんな古典からのものだそうです〔なお、この辺は山本巌先生の「東医雑録」（燎原書店）を大いに参考に致しました。山本先生は '80 年代の「The Kampo」誌でのご活躍でお名前を知り、以後ご著作を通じて大いに学

第12章 瞑眩（めんげん）について

ばせていただいた方です】。

　山本先生は「東洞が後人から誤解されやすい点」として「吉益東洞＝古方派の鼻祖＝傷寒論重視の立場」というイメージを指摘されています。さらに「東洞の診療は方証相対による随証治之が基本で『傷寒論』ではない（中略）排毒療法による難症の治療だったのである。従って東洞には三陰三陽、陰陽、虚実などは全く不要のものであった。こういうものは方証相対の医学には邪魔であり妨げになる。（後略）」とも記されています。東洞の基本姿勢は、理論にとらわれることのない実証主義的な「親試実験」です。

　東洞の活躍した時期は、梅毒が猖獗を極めていたそうで、彼における「難症痼疾」とは、その大多数が梅毒であったろうとされています。彼の「万病一毒説」はそんな時代背景で生まれたのでしょう（梅毒と他疾患を鑑別しろというのは、彼の生きた時代を考えると無理難題なのでしょうね）。

　東洞の死生観は、天命論といわれ「病気を治すために治療を行うが、それによって人が死ぬか生きるかはあずかり知らぬところである。すなわち天命である」というもの。これ、徹底してまして、自身の子息が4歳で「痘」を患ったとき紫円という激しい下剤を用いたが亡くなってしまった。その数年後、その妹が同病を患ったとき、親族の反対を押し切り同じく紫円を処方し治したという話が伝わっています。

　山本先生の受け売りをもう少し。これは東洞から少し時代が下る中神琴渓の話で、琴渓も梅毒の症例を多く診た人です。梅毒の治療剤は水銀製剤くらいしかない時代です。当時も水銀製剤の副作用は知られていました。よって身分のある人々は、彼の治療をおそれ病をこじらせることが多かったのだそうですが、大津の宿場女郎の皆さんはカタw……（もとい身体障碍者ですか）になるより死んだ方がマシ、という了見で治療を受けたので、予後がよかった。という話です。

　そんな時代なら、瞑眩という概念もそれなりに存在価値あったかと思われますが、現代においてはねえ。瞑眩といわず「好転反応」なんていうフレーズを乱用する輩もいるわけでして、これも問題ですな。

　以前自著でも紹介した文章ですが、大塚敬節先生を引用しましょう。

「私たちは、めんげんを起こさなければ病気は治らないなどというような極端な考えを否定する。好んでめんげんを起こさして、なんで患者を苦しめる必要があろう。薬を飲んでいることがわからないように、極めて自然に、静かに病気を治していく。これがもっとも上手な治療であると、私は考える」。全く同感。でも「言うは易く……」ではありますなあ。

「先生、瞑眩に関して『簡単に書く』なんておっしゃってたけど、結構長編ですね」
「うん、いろいろ資料を調べていたら、面白くなっちゃってねえ。今の常識でもって昔の人のことを批判的にいうのも悪いかなとも思うし」
「先生は古方あまりお好きでないように感じておりますが」
「さすがにするどいねえ、正直言って傷寒論苦手なんです」
「そういえば、傷寒論の六経弁証的な言葉ほとんど使わない〜使えないとかおっしゃってましたね」
「ある意味、吉益東洞的なんですよ。『太陽から少陽に伝変して云々』なんてのは思弁的だしね、そもそも傷寒論ってくらいだから傷寒という疫病（一般の現代中国語辞典でひくとチフスであるとしてます）の治療を論じたもので、私みたいな『精神医学系漢方医』というか現代の漢方医の守備範囲から外れてるように思うんだ」
「先生のスタンスって一言で言えるんですか？」
「難しい質問だねえ、例えば葛根湯で言いましょうか。確かに傷寒論に出ている方剤だけど、傷寒論知らなくても、麻黄、桂皮で発汗促進させ葛根で首〜肩のこりを和らげ、あわせて発汗過剰な弊害を和らげた方剤。という私流の理解で、十分使いこなせるという感覚かな」
「一部の日本漢方の先生方の著作にも反感をお持ちのようで……」
「おいおい、楽屋話をばらすなよ、傷寒論に出てくる方剤を、これは太陽病の薬……ってやるのはまだしも、後世派の方剤を三陽三陰の六病位に分類しちゃう大家もいるからねえ。そんなのはどうかとも思えてね」

第 12 章 瞑眩(めんげん)について

「でも瞑眩という言葉が、江戸期の通俗的な本などにも出ているってのは面白いですね」

「瞑眩については、この本書くので調べたんだけど、古方とか傷寒論とかって言葉は、我が敬愛する三遊亭円朝(幕末～明治期に活躍した噺家)の名作牡丹灯籠にも出てくるんだぜ。山本志丈というキャラが『古方派で傷寒論の一冊くらいは読んだ』おたいこ医者として登場するんだ」

「そんなマニアックな話題は結構です。まだなにか言いたそうですね」

「うん、これも山本先生受け売りネタなんだけど、吉益東洞先生は、瞑眩という言葉を、今我々が使っているより広い意味で用いていたらしいんだ」

「というと？」

「大黄のめば便通が良くなるくらいのことは知ってるでしょ、そういうことも含めて、つまり先に言った『生姜瀉心湯』で吐き下しみたいな予想外の反応も、東洞先生にとっては瞑眩だし、麻黄湯とか葛根湯なんかで発汗が促進されるのも、東洞先生にとっては瞑眩なんだって」

「治癒の前に起こる反応は、何でもかんでも瞑眩ってわけですね。そもそも、瞑眩って本当の意味はなんなんですか？」

「韓先生が言ったように、めまいみたいなものだって。瞑は眼をつぶるだし、眩は眩暈のゲンだろう。東洞先生ご自身だって、危なそうな『治癒に先立つ劇症』という意味でも使ったらしいし、生薬本来の作用、例えば大黄含有方剤で下痢が起こるようなのも瞑眩と言っていたらしいんだ。そして前者の意味が、日本では有名になっちゃったというところなんだろうね」

「書経だか尚書だかではどう書いてあったんですか？」

「当然ながら、私がそんな中国古典を読みこなせる訳もないので、山本先生の逐語的引用をしましょう」

「殷の高宗が賢人の『伝説』を宰相に登用するときに彼を口説いた殺し文句で(中略)優秀な私のブレーンになっておくれ。薬にしても一服飲んでも、十服飲んでもどうもないような屁ぬるいやつは駄目だ、一寸やってもひっくり返って目を廻す位でなきゃ効かんもんだ(ここのところが「若薬弗瞑眩＊＊＊」

の訳ですな）。（中略）即ち多少の副作用も覚悟の上で劇薬を使う、という意味で、目もくらくらするような強い薬ということである。瞑とは目をつむること、眩とはくらくらすることである」だそうです。

第13章

オモシロ漢方活用術

神田橋條治先生のフラッシュバック処方について

　精神科業界の読者にはご紹介の必要もないとは思いますが、神田橋條治先生というとてもユニークな先生が九州にいらっしゃいます。

　四診についてふれた章（2章）でも紹介した先生の「精神科診断面接のコツ」の初版第一刷が出た年に、私は精神科の修行を始めたということもあり、御著書に多くの啓発を受け、長年私淑させていただいた先生でしたが、数年前にひょんなご縁で直接お目にかかる機会を得て、メールで教えをいただいたり出来るようになりました。また、先生は全国区人気ですから、東京近在の患者さんを紹介していただくような関係になりました。

　そんな神田橋師が、臨床精神医学誌〔36（4）：417-433 '07〕に「PTSDの治療」と題した講演記録を発表されました。そこで師は PTSD のフラッシュバックに漢方薬がいいと公言され、基本的には四物湯と桂枝加芍薬湯の組み合わせをすすめられています。

　なお、神田橋師のいう PTSD は DSM に定義されているものより広い概念だそうで、その講演録では「戦時中、空襲を受けた恐怖体験が悪夢として繰り返された」ご自身の体験を語り、それも含む概念として「PTSD とは、ある心理的な外傷体験の記憶、その記憶の再生に関連して起こってくる、不安状態が、現在、here and now で動いている精神活動に阻害的に働くことをすべて PTSD と僕は考えている」と述べられます。したがって、この治療は狭義の PTSD だけでなく、かなり広い範囲に応用可能だと感じています。

　神田橋師の講演からその漢方方剤組み合わせの意味を引用します。「四物湯は衰弱した細胞を支えるような作用で、桂枝加芍薬湯はてんかんにも使い

ます」。なお、この処方の組み合わせは、慶應の相見三郎先生が、てんかんの治療に小柴胡湯と桂枝加芍薬湯の合方を応用されていたことをヒントにされたそうです。

　なるほど、私流にいうと「四物湯は血を補う基本処方で、組織を栄養する〜潤いを与える」みたいなことになるのですが「衰弱した細胞を支える」の方がピンときやすいならそれでも良いでしょう。この組み合わせのキモのひとつに、芍薬をだぶらせているところがあるでしょうから、81頁に書いた芍薬の俗流語源「持病のシャクの薬だから芍薬」って感覚と通底するものがあるとご理解いただいても良いかも知れませんね。突発的な症状が腹部に起こるのが、時代劇によく出てくる「持病のシャク（＝癪）」でしょうし、神経系にでるのがてんかんで、意識内界に起こるのがフラッシュバックと言えそうですから。

　師は、バリエーションとして、四物湯で胃が悪くなることがある。四物湯が含有する地黄のためであり、そういう時は四物湯を減量するか、四物湯に胃薬を加えた十全大補湯にするといいと述べ、さらに「体がもともと虚弱な人は、桂枝加芍薬湯に水飴を加えた小建中湯に変えてみたらいい」と述べられ、「フラッシュバックもあるのだけれども、常にいらいらしたり神経質だったりする人は、この桂枝加芍薬湯にカルシウムを入れた桂枝加竜骨牡蛎湯というのがありますから……」ともおっしゃってます（トリビアをいえば、桂枝加竜骨牡蛎湯は桂枝湯に竜骨と牡蛎を加えたもので、芍薬は少し少ないのですが、四物湯をだぶらせているので方意としてはさほど変わらないと思えます）。

　まとめていうと、（師の言う）PTSDのフラッシュバックには、
　（四物湯 or 十全大補湯）＋（桂枝加芍薬湯 or 小建中湯 or 桂枝加竜骨牡蛎湯）という都合6通りの処方を提示されているわけです。

　先述した講演録は8年前のものですが、最近（本書執筆は'15年）もその組み合わせを処方された患者さんが師から紹介されてきます。そして師ご本人ではなく、私より師の教えに忠実なお弟子さんからも紹介を受ける機会もありまして、そんな患者さんの言うには、この処方、かなり手応えがあると

第13章 神田橋條治先生のフラッシュバック処方について

の評価です。

神田橋師の臨床〜人柄をご存じの先生は「それは彼のカリスマ性……といったら失礼なら精神療法効果で効いているんじゃないの？」とか批判的感想を抱かれる向きもありましょう。また「それなりに効いた症例だけお前＝下田に紹介してるんだろう」といった見方もあり得ましょうね。

確かに、師は相当強力なカリスマ的オーラを発散している先生であることは否定しませんが、その弟子〜孫弟子さんに師と同質のカリスマ性を求めるわけにはいきますまい。

前段は一応、師の紹介でお弟子さんや孫弟子さんの面倒を見た（具体的には、私の臨床に陪席させたり、勉強会を開いてその講師役をやったりしたうえで）経験から申しております。それでもかなりな手応えがあるわけですから、そんな処方の効果を（師ご自身の紹介症例だけなら、逆に眉唾ですが）それなりに評価しているものです。

神田橋師ご自身が提示したエキス剤の組み合わせは、先述したとおり2×3の6通りということですが、医療系のネットで「そんな6通りの証の分析なんてやってられない」といったニュアンスの意見を見るにつけ悲しい気分になるんですよね。

私とすれば「先生、なんで6通りしか提示しないの！」って感覚なんです。一応数年前に「私、勝手に加減しますよ」とメールしましたところ、師の曰く「良きにはからえ」とのお答えでしたので、私の考えている神田橋処方の加減法を提示したいと思います（実は本書、この章を書きたいからベーシックなことを書いてきた、みたいな側面があるんですわ。おつき合いあれ）。

まずは、私が師から患者さんのご紹介を受けたとき、どんな対応をするかという場面のスケッチからはいりましょうか。師が（彼は鹿児島の病院勤務）、東京で開業している私に患者さんを紹介してくるのは「漢方的な調整で何とかなりそうなケースで、関東地方在住の方」でしょうな。

関東地方から、鹿児島までわざわざ行かれるような方々ですから、神田橋師に多大な信頼を寄せている方でしょう（この情報も、私のいう「証」を構

成する大事な要素です)。私の診療は、随証治療を基本にしていますので、この患者さんが神田橋師に寄せる信頼の程度も知りたいですね。

　で、その信頼度を測るような側面をも持つ面接になります。表面的には普通の問診をしている訳ですが、同時に望診～聞診もしていきます。なに、大して難しいことをやるわけではありません、神田橋師の診察場面などを話題にして、その時の表情や声の調子などを見るのです(漢方的診察法の章もご参照あれ)。師に心酔していて、私如き三下の意見など聞かない(師は、私のことをかなり好意的に紹介してくださっているためか、そんな方は滅多にいませんが)というような方なら、神田橋師が出された処方を変える提言はしないでしょう。いってみれば「神田橋先生の処方を変えない方が良い証」と判断するわけです。

　しかし、私との会話で、私の説明態度や内容に、好感～敬意を感じられるような場合には、変方の提言を始めることもあります。その変方は、師ご自身で提示された6種の組み合わせから選ぶこともありますし、以下に述べるようなものを提言することもあるわけです(前段との対比でいえば「変方の提言をしてもいい～したほうが良い証」と判断することもあるわけです)。

　もちろん、提言している途中でも相手の様子をスキャン(四診でいえば望・聞診に属すること)して「変えるの止める」選択をする場合もありますよ。柔軟を旨にやっておりますので。

　さて、実際の変方の例を述べましょう。例えば、神田橋師の基本処方(四物湯＋桂枝加芍薬湯)で「良いのだけど便秘が」とおっしゃるような症例ならば、すごく単純ですが、桂枝加芍薬湯に漢方の代表的下剤「大黄」を加えた桂枝加芍薬大黄湯というのがありまして、これに変えることは常識的でしょう(変えてみて悪かったら元に戻せば良いだけの話です。以後、すべてこの但し書きが付いているものとしてお読みください)。

　師ご自身で提言されている、桂枝加芍薬湯グループの3方は他に類方が少ないので、私として付け加えるべきエキス製剤としては、前段の桂枝加芍薬大黄湯しか変方した経験がありません。煎じ薬なら葛根を肩こりなどを目標に加えるとか、いろいろあるのですが、エキスの葛根湯は麻黄が入るので

第 13 章 ● 神田橋條治先生のフラッシュバック処方について

どうかな？　と考えています（日中の眠気と肩こりなどを訴えるケースなら試しても良いかも知れませんが）。

　前段のように書いた原稿をエス氏に送った 10 日後、師からの紹介状を携えた発達障碍のお子さんが初診されたと思し召せ。師の処方に「あ、これもありか！」と思わされました。当帰建中湯というエキス剤があるのです。構成生薬は大体、桂枝加芍薬湯に当帰を加えたものです（微妙に芍薬の量が少ないですが、まあそう言い切って良い処方です）。

　当然ながら、俗流語源の章で書いた当帰の薬効をプラスしたいときにおすすめです。つまり、血虚や瘀血の症状がある時に本方を考えるといいと思います。

　神田橋師に「下田君も未熟だねえ、こういう処方もあることを失念しているねえ」とのお小言をいただいた気分もあります（さすがに師には、十日前の原稿なんてお見せしてませんよ）。でもまあ、脳天気をモットーとする私としては「神様が、一生懸命この原稿書いている私に、その欠陥を教えるべく神田橋師にこのタイミングで、その患者さんをご紹介させるよう計らったのだ」とポジティブに考えることにいたしました。まあ、それはともかく。

　四物湯グループの方は、結構いろいろあると思います。

　例えば、女性患者で、過多月経の症状を伴っているような場合なら四物湯を芎帰膠艾湯に変方すれば良さそうではありませんか。芎帰膠艾湯は、歴史的に四物湯の原方とすらいえる処方で、四物湯＋止血薬という処方です（ただし、甘草を多めに含有しているので、合方する場合、むくみには注意して下さいね）。

　青年期の症例で、アトピー性皮膚炎も併発して痒みを訴えていたケースでは四物湯を当帰飲子に変えて効果を上げました（当帰飲子は四物湯＋祛風止痒薬といった構成です）。

　当帰飲子には、熱に対する配慮がありませんが、熱証があるケースなら、四物湯に黄連解毒湯を加味した温清飲およびその加味方（荊芥連翹湯、柴胡清肝湯、一貫堂の竜胆瀉肝湯＝ツムラではなくコタローのということですよ、131 頁参照）も応用可能です（ただし、温清飲より荊芥連翹湯、柴胡清

肝湯ですと芍薬の配合量が少ないのが考えもの。反対に、イライラ感があるようなとき、柴胡の配合があった方が有利な可能性もあります。ま、繰り返しますが「良くなければ元に戻す」姿勢でいきましょう）。例えばアトピーでいうなら、局所の発赤・熱感が強い症例向けです（もちろん、アトピーに限った話ではなく、荊芥連翹湯や柴胡清肝湯の適応症である鼻炎とかニキビ、etc. でもいいということです）。

　十全大補湯について「四物湯に胃薬を加えた」という師の表現は「先生、ちょいと乱暴じゃありませんか？」との思いなきにしもあらずですが、精神科医向けの講演会での発言とすれば、細かいこというのは枝葉末節なんでしょうか。70頁でも述べましたが、十全大補湯＝四物湯＋四君子湯＋桂皮・黄耆でして、四君子湯はまあ胃薬といえますからね。

　でもしかし、やはり本書の読者には、四君子湯＋黄耆という補気の基本方剤との合方であるという意識を持っていただきたいところです。つまり「四物湯が胃にこたえる」という使用目標も結構ですが「元気がない、息切れしやすい……」といったような、気虚証を認めたとき、より積極的に本方の併用を考慮してもらいたいと思います。

　さらにいえば、人参養栄湯も四物湯マイナス川芎を含んでおりますので、十全大補湯の代わりに置き換えうる方剤と思います。ちなみに、人参養栄湯も、師のお気に入り処方の一つで、とある会合で「補剤の雄」とおっしゃっていたのを記憶しています。

　それから、膀胱炎みたいな症状を起こしやすい人なら、猪苓湯合四物湯というエキス剤もあります（膀胱炎などに頻用される猪苓湯と四物湯を単純に合方した構成です）。

　そして「四物湯の地黄が胃にこたえる」なら抜いてしまえ、と考えるのが漢方オタクの発想する選択肢の一つ。エキスじゃ無理とおっしゃるかも知れませんが、当帰芍薬散がそんなニュアンスの方剤だと思いますよ。当帰芍薬散＝四物湯マイナス地黄＋朮・茯苓・沢瀉ですから（プラスされた生薬は『穏やかな利水剤』というニュアンスです、悪さしそうにはありません。朮と茯苓は十全大補湯の構成生薬でもあります。とりわけ、むくみっぽい人に

第13章 神田橋條治先生のフラッシュバック処方について

は積極的に加味したいくらいのところです）。

　もちろん、本章で私が述べたバリエーションが「神田橋流 PTSD フラッシュバック基本方加減」のすべてであるというつもりは毛頭ありません。「エキス製剤を用いる」という制約の下に考えても、もっといろいろな発想はあってしかるべきとも思います。

　師ご自身は、6つの組み合わせを示し、活字にされています。その（私とすれば）たった6種の組み合わせでも「その弁別が面倒だ」とおっしゃる向きは、私の本とはご縁のない方々なんでしょうね。神田橋師の基本処方だけを用いて、効果がなかったりかえって良くない反応が出た場合、漢方薬の処方をあきらめるという方針も、皮肉でなく立派な見識だと思います。

　ただ、私としては、本章で綴ったようなバリエーションの多様さが漢方方剤を用いる魅力の大いなる部分と感じておりますし、それによって臨床的フレキシビリティを支えてもらえていると実感しているものです。

　そもそも私が「臨床的フレキシビリティ」ということを重視するようになったのは、精神科に進んだからでしょうね。つまり診断的には同じ統合失調症でも、患者の個性によってやるべきことは違いますし、同じ患者でも時々の状態によって対応を変化させる必要がある世界だからです。そんな研修を始めたごく初期に神田橋師のご著書に巡り会えた影響がかなりあると自己分析しています。私が本書の診察法のところで述べた内容は、30年前に読んだ「精神科診断面接のコツ」の下田流ダイジェスト中華風味という感覚のものです。

　師は私ほど漢方オタクではないようで「証」という言葉をほとんどお使いになりませんが、師のいう「診断」は私の言う「証」とほとんど同じことを言っている感覚があるのです。少し師の「双極性障害の診断と治療（臨床精神医学 34（4）: 471-486, '05）」を引用させてください。なお、これは '04 年に福岡で行われた講演録です。

　（前略）私が双極性障害と診断して治療している患者は、DSM の基準で見ると全然、双極性障害なんかではありゃしません。それは『診断』というも

のについての姿勢が、スタンスが異なるからです。（中略）言いかえると『双極性障害』と診断して、治療行為を行うことが、その患者にとって最も利益があるだろうと思われる人々群、という意味で診断名を用いています。（後略）

　どうです？　例えば「葛根湯を用いると改善する症候を呈するものを葛根湯の証」というのですが、前段で師が用いている「診断」の意味、つまり師は「共通言語としてのDSM診断」と「私の治療行動の指針としての診断」は全然スタンスが違う、とおっしゃる訳ですが、後者の意味での「診断」はまさに「証」だと思いませんか？
　この福岡での講演では、残念ながら漢方薬についての言及はほとんどありませんでしたが、用薬法に関しては気分安定化薬をまず選定することを勧められ、さらに気分安定化薬の使い分けに関して「友達になりたい人にはリチウム」などと臨床的な勘所を語られています。そんな部分に過去から名医達が現代に伝えた「口訣」と同質なものを感じてしまうわけです。
　師は患者の「観察」として「自分の態度を決めるために、情報収集のための観察行動をしながら、こちらに近づいている感じがあれば」双極性障害を考えるとも述べ「何も聞かないうちに診断が始まっている」としています。また面接について「情緒的なコミュニケーションの投げかけに対する反応」を見ることを診断の情報とされていることを語られています。
　前段、第2章に書いた私の言葉で言えば「望診情報の重視」ということになるのですが、以前から感じており、本章を書きながら確信に変わったことがありまして「何のことはない、私は神田橋先生の受け売りをしてるだけ」ということです。
　私は、お釈迦様の掌を飛び回り得意になっている孫悟空みたいなものかな？　師の双極性障害についての講演は、漢方薬についてほとんど言及がありませんが、実に漢方的なものを感じてしまうわけです。
　私がすすめる「漢方的」な診療は「神田橋先生に範をとった」診療と同義なのかも知れません。

第 13 章 ● 神田橋條治先生のフラッシュバック処方について

本章の原稿をエス氏に送りしばらくしてからの会話。
「どうエス君、あの神田橋先生ネタ？　使ってもらえるかな」
「よろしいんじゃないでしょうか。先生の『弟分』北田先生も、あれは下田先生しか書けないっておっしゃってましたし」
「まあ、彼はヨイショの天才だからねえ……。まあ、正確に言えば私以外『書けない』のではなくて『書かない』というべきなんだろうけど」
「ご謙遜ですね。でもエキス製剤だけでも結構『加減』出来るという感覚が分かるのはいいところだと思いましたよ」
「まあ、そう言っていただけると嬉しいけど」
「神田橋先生は O リングテストとかされるそうですけど、先生は？」
「私はめったにやらない。O リングテストというのは、患者さんに使おうと思う薬を、片手にもたせ、あいた手の親指と人差し指で輪を作り（図 8）、その輪を他動的に開こうとするときに要する力の強弱をみるやり方なんだ。その人にあっている薬だと開くのに力が必要で、合わないものだと、力が弱まるのだそうだ。ちょっとオカルトっぽいからねえ」
「でも、めったにやらないってことは、たまにはなさるということですか」
「うん、でも条件があるよ。まず、その患者さんが神田橋先生に敬意を持っていることが第一条件。そして、私のなかで、方剤 A にしようか B にしようか少なくとも、2 ～ 3 択で迷ったときですな」
「なるほど」
「まず『なんだこの医者は、こんなことで処方決めるのか、オカルトだな』てなネガティブな感覚与えちゃ台無しだろ。その心配がないなら、このテストすること自体に害はなさそうだし、同時に『この先生、神田橋先生のことよく知ってるみたい』といったメッセージを送る意味もあるしね」
「それをやることに精神療法的意味があるときってことですね」
「まあ、そんなに大げさなものじゃないけど、そんな側面もあるかしら。最近、師は『薬を患者さんにかざしてみて "気" をみる』などとおっしゃっているようですが、私はさすがにそこまではやらないし、患者さんには『私に

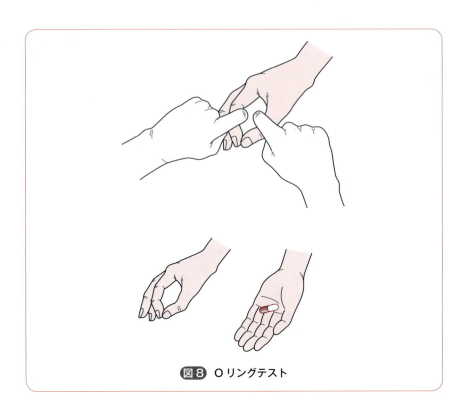

図8 Oリングテスト

はできません』と言ってる」

「面白いことなさる先生なんですねえ」

「とある座談会の席で、同席していた女性編集者に対して、かなり突然に『あなたは桂枝茯苓丸を飲むといい』なんておっしゃるんだ」

「へえ、何でなんですか」

「そういう邪気を感じるとおっしゃる。それで婦人科的病歴をインタビューはじめ、それなりの既往歴があることを聞き出しておられた」

「すごいですねえ」

「ただね、私でもその女性から漢方相談受けたとしたら、何か駆瘀血剤を提言したと思う。私の場合、野暮ったく皮膚の状態なんかをみて、研修医なんかに説明できるような理屈を語りながらだろうけど」

第 13 章 神田橋條治先生のフラッシュバック処方について

「神田橋先生の表現方法が印象的ですごいと……」

「そう、あの先生、若いころかなり本格的に手品をやっていたらしい。それに寄席芸もお好きで『柳家三亀松師匠の追っかけをしていた』ともおっしゃる。それやこれやの下地があっての名人芸なんでしょうね、あれは」

「神田橋先生はマジックもお得意だとか」

「私は見せていただいたことないけれど、英国の恩師パデル先生からカードマジックをほめられた話をご自身お書きになっているから、確かなんでしょう。若いときプロの奇術師に相当本格的に習ったという噂も聞いています」

「臨床の面でも『神田橋マジック』なんてよばれたりもされてますよね」

「そうねえ、紹介されてくる患者さんとのやりとりなんかから、そんな『マジック』がほの見えてくることもあるよ」

「ちょっと解説してくださいな」

「もちろん私に全貌が見えているはずもないけれど、師の技術には、舞台芸術としての『手品〜奇術』的な香りを感じることがあるんだ。つまり、ちゃんとしたタネがある奇術的技法を感じるわけですね。例えば婦人科的診察を勧めたいケースに『あなたの右卵巣から邪気が出ている』というふうに」

「どういうことですか」

「そう言われたケースがかかるであろう婦人科の先生が、右の卵巣しか診ないことはあり得ないでしょ。つまり『右の』と限定することで、印象を強めているんだ。もし仮に左の卵巣の問題だったとしても、笑い話で済むじゃないですか」

「なるほどねえ」

「まあ、あの先生のことだから、本当に『右』の卵巣から邪気を感じている可能性は否定致しませんがね」

第14章

症例呈示

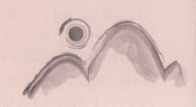

オモシロ漢方活用術

「症例呈示」なんていう章だて致しますと、なにか普通の医学書みたいな感覚で、著者下田としては違和感あるんですが、まあまあ編集者エス氏の要請もありますので、実際の症例をいくつか呈示してみようと思います。

中国語ネイティブの患者さんが多いのは、言語的コミュニケーション、すなわち問診情報よりも、望診、聞診情報の方が、診療方針決定（漢方業界用語でいえば「証」の決定）に大きな意味を持つ、という持論を補強したいがためなのかも知れません。

◆ 症例1：聞診情報が決定的だった症例

私の診療所には、時々名前を挙げている、北京中医薬大学日本校教授という偉そうな肩書きを持つ韓先生など中国語に堪能なスタッフが出入りしているため、一応中国語対応可能として東京都に届けています。

もちろん、対応可能な時間帯も併せて届けてはいるのですが、時々それを無視して、私一人の時間帯に来院してしまう中国人患者も少なくありません。

私もまるで中国語出来ないわけではありません。中国語の薬学とか方剤学の本は臨床的に活用もしています。ただし会話力、とりわけヒアリングの能力は、日本の中学校一年生の英語レベルと言ったら、まともな中学生は怒り出しそうなプアさであります。

日本語ほぼ出来ない中年の中国人女性が、私しかいない時間にご来院にな

ったと思し召せ。彼女、身振り手振りを交えて「おなかが痛い（肚子疼）」、「はきっぽい（想吐）」なんて言っていたようです。

　通訳してくれるスタッフいなくて困ったなあ、と感じたものでしたが、診察室に入れ数秒で治療方針は決まってしまいました。

　酸っぱい口臭が顕著な方でした、そして舌苔は黄色。胃に熱がある状況と確信出来ました（漢方的な意味ですよ）。そして胃（中焦）の熱をとる黄連と降逆作用のある半夏を含んだ方剤なら良いだろうと考え、半夏瀉心湯と黄連湯が候補に挙がりました。

　素直に考えれば、舌苔も黄色いのですから半夏瀉心湯を選択すべきところかも知れませんが「黄連が入るのだから胃熱は取れるだろう、神経質な印象もあるから心腎不交的な要素もありだろう。よって交通心腎という発想も含め、交泰丸（黄連＋桂皮です）の方意を加味して黄連湯」という処方をいたしまして、見事に効いたというお話です（このパラグラフ、断り無しの中医学業界用語満載にて失礼致しております、ごめんなさい。でもいちいち説明してるときりがないのであしからず……）。

　後日、「半夏がほしい」というので（中国の方々のほうが漢方生薬に関する常識はあるようです）方名に半夏が入っているという理由で半夏瀉心湯に変方いたしましたが。

　中医学に通じている読者ならば、私の対応はおかしいとおっしゃるかもしれません。本書執筆にあたり、韓先生にはずいぶん相談に乗ってもらっているのですが、彼にこの話をしたら「最初から半夏瀉心湯使ってたら話はとてもすっきりしますね」とのこと。

　でも、私の処方で著効したのも事実。言葉ほとんど通じない症例ですから、精神療法的（プラセボ的と言い換えてもいいかも）効果でなく効いてるのですよね。

　私としては、こんな症例にどっちを出してもそれなりの正解だと思います。ダメだったら変えれば良いことですから。

　ちなみに、手元にある中医方剤学の本では、黄連湯に関して、胸中有熱、胃中有寒としてあります。私は「胃に熱あり」と考え、黄連湯を用いたので

すから、間違いと言われれば反論しにくいのですが、著効したのもまた事実。まあ、理屈より事実の方が大切だと思いましたので、あえて書いてみました（本例、半夏瀉心湯にしても変わらず順調です）。

「先生、韓先生じゃないですけど、すっきりしませんねえ。最終的に半夏瀉心湯でも効いたのですからそこのところだけ書いていただいた方が読者にもわかり良かったのじゃないですか？」

「ふーん、そういう風に感じる？ でもねえ、最初の黄連湯だってそれなりに効いているんだぜ。確かに私が『胃に熱がある』と考えて黄連湯を処方したのは、中医学教科書的に言えば間違いなのかも知れないけど、効いたという事実をふまえて言えば、教科書の方がおかしいこと言ってる可能性もあるだろ。もしくは私の『胃の熱』という見立ての間違いね。

まあ、自己弁護的な言いぐさだけど、黄連湯と半夏瀉心湯の構成生薬の違いは、前者には桂皮があり後者には黄芩があるってことなのだが、胃の熱をとる黄連の含有量が黄連湯エキスでは3g、半夏瀉心湯では1gなんだよね」

「はいはい、分かりました。トリビアは結構ですから、この辺の使い分けに関して先生なりのアドバイスがあればひとことおっしゃっていただいて締めたく存知ますが」

「そうねえ、まあ、中医学教科書的にいって、半夏瀉心湯を処方したところで、患者さんがシナモンを含有するお菓子なんか食べちゃったら同じような意味になるよね。だからその辺はあまり律儀に考えずに、この二方は『同じようなもの』と考えて良いのじゃないかと考えています。言葉を換えると、初診の時、胃炎症状があるからといって、胃の熱をとる作用がある生薬を含有しない安中散を出したら、センス悪いとなじられてもいいケースだとは思ってます」

「なるほど、でももやもやした感覚は残りますねえ」

「私だって、ちょいと途中をはしょって黄連湯の下りを抜いて書けばすっきりするし、そうしたい誘惑に負けそうにもなったのですけど、そんなイン

チキくさい記載はしたくなかったからね．神田橋師が彼自身の恩師西園先生の反語的名言を紹介されてますから、それを引用して、このネタはサゲにしましょう．『すっきりした理論をつくるには、出来るだけ患者を診ないようにしなきゃならん』（精神科診断面接のコツ p.108）

　まあ、皆さんが似たようなケースに遭遇したら、半夏瀉心湯を処方されることをおすすめはしますが、私の体験も事実でして『大差ない方剤』という認識でいいのではないかと……」

症例2: 望診情報が重要だった一例 （不安は anxiety なのか？）

　前節でも書きましたが、私の医院「時間帯により中国語対応可能」としてありますが、中国語に堪能なスタッフのいないときに日本語ほとんどダメな中国語ネイティブが来てしまうのが困りもの．

　中国で生育した40代女性が、幻覚妄想状態を呈しT病院に緊急入院．M病院に転院し、40日間ほどの入院治療で幻覚妄想は消退して、外来治療の継続を求める紹介状を持って、そんな時間帯に初診してしまったケースについて書いてみます．

　M病院の退院時処方はリスペリドン 6mg/day、ロラゼパム 1mg/day、補中益気湯 2P/day、ランソプラゾール（15）2T/day、マグミット® 2g/day でした．

　初診時、精神症状としては「不安」を訴えておりました．その時まだM病院の薬が残っていたので、それの服薬を継続するよう指示．悪心、不眠を訴えるので抑肝散加陳皮半夏とブロチゾラム1Tを追加するのみとして、韓先生がいる時間帯の受診を強くおすすめして面接を終了しました．

　韓先生の通訳で「入院前は確かに幻覚や妄想があったが、今はない．不安が強い」ことを確認できました．

　中国語でも「不安」という言葉があり、薬の説明書に「ロラゼパムは不安を軽くする薬」とあるため、ロラゼパムの増量を要求してきました．確かに

服用すると「不安が軽減」するとも言いますが、同時に「日中の眠気」もあると言います。

手元の中日辞典をみますと不安は不安であるとしていますし、韓先生に尋ねても「中国語の不安と日本語の不安、ほぼ同義と考えていい」とのことでした。

彼女の主要症状を「不安」と表現しても語学的に間違いではなさそうでしたが、私のイメージする「不安」というより（言葉を換えると「抗不安薬の証」となりますか）そわそわ感が強い印象でした。神田橋師のいう「生理」面の症状というニュアンスです。

通訳を介し、病歴を再確認。入院前は幻聴あり、入院中におさまり、不安が出現したということが確認できました。

ロラゼパムの効果は「ある」とはいうものの副作用もあり、十分とは言い難いものです。リスペリドンも用いていることですし、アカシジアである可能性をふまえ、ビペリデンを追加してみたらフラツキといった副作用を訴えられました。

以上をふまえて主薬をリスペリドンからアリピプラゾールに変更したところ、幻覚妄想の再燃なしに「不安」も軽減でき、めでたしめでたしというケースです。

通訳の助力もあるにはありましたが、言語的なコミュニケーションに不全感を感じながらの面接ですので、普段日本人の患者さんと接するより一層「望診」情報を収集しようとしたケースでした。

言葉の不自由のない日本人のケースでも、患者さんが用いる医学用語は、我々が使う意味とはかなり違うことが間々あります。少なくとも、このケースが訴えていた「不安」はロラゼパムのような「ベンゾジアゼピン系抗不安薬」の証ではなかったと言えましょう。こんなケースを経験するにつけ「望診」の大切さを公言したくなるわけです。

え、使った抑肝散加陳皮半夏の解説をしろ、ですって？

自慢話めくので控えていたのですが、私、初診時からアカシジアを疑ってました。とはいえリスペリドン減量するのも怖いし「内風を祛する」煎じ薬

の加減で、アカシジア症状を軽減せしめた体験もあるので、釣藤鈎(チョウトウコウ)とか蒺藜子(シツリシ)とかの内風を治療する生薬を含有する方剤ということで考えました。

　何故、抑肝散に陳皮と半夏を加えたかというと、悪心があり舌苔がネチョっと厚めだったからです。

　………と偉そうなことを言っていますが、なんといっても本例の症状を改善したのは、リスペリドンからアリピプラゾールへの変更であろうと思いますので、漢方医としては残念ながら、望診の重要性を主題にしたわけです。

　　　　　　　「先生、アリピプラゾール売ってる某製薬会社から袖の下とかないですよね」

「うーむ、残念ながらないねえ。リスペリドンって、ちょっと妙な言い方だけれど『とんがった』薬効を持ってる感覚はあるんだ。アリピプラゾールの方がマイルドな感覚ね。リスペリドンの名誉のために申し添えますと、昔やっていた精神科救急の現場などではリスペリドンの方が使えるのではないかと感じてはおります。(でもそんな仕事から離れて20年ですから、この部分はあまりあてにはなりませんが)」

「先生はリスペリドンの証とかアリピプラゾールの証とかっていいたそうですね」

「そうなんだ、この例は、まず間違いなく統合失調症と診断されるケースでしょう。私もそう診断してます(ただし、私のいう「統合失調症」という診断は、ほぼ「抗精神病薬＝『ドーパミンレセプターを調整する薬物の適応症の証』という意味に近い」です)。ただ、ドーパミンレセプターに影響を与える薬、様々あるわけだけど、具体的に何を使ったら良いか、ということはあまり教育されないのが不満のタネなんだよね」

「先生なりに、なにか抗精神病薬使い分けのポイントみたいなものありますか？」

「二十年以上前に、精神科救急患者診なくなっちゃった私に振るべき質問じゃないと思うよ。統合失調症だけでなく鬱病や胃潰瘍などにも適応のあるスルピリドなんかは、漢方的にいえば『脾胃(＝消化器系)にも作用点を持

つ薬』みたいな意識で使っています。その他、ハロペリドールとかクロルプロマジンなどの古典的な薬だったらそれなりのコメントするけれど、今の私はこの点につて公言する資格がないと思う。私は私なりに配慮しつつ、モダンな西洋薬も処方してはおりますが、西洋薬の使用方針に関して、いまは偉そうにモノを書くなんて、おこがましいですわ」

「わかりました。先生に抗精神病薬の使い分けを講義してほしい読者はいないでしょうから。漢方ネタでなにかありませんか？」

「そうねえ、精神科の看板で開業医やってる立場からすれば、禁句みたいなことかもしれないけど、抗精神病薬とか抗鬱薬とか、必要悪と言ったら流石に語弊かも知れないけど、できるだけ少なくしたいものなんだよ。でも、なしにはできない。副作用もあるしね。それで、そういう薬が必要という前提で……この場合の精神科の薬は「毒をもって毒を制す」吉益東洞みたいな感覚だけど」

「具体的には？」

「抗鬱薬と抗精神病薬、一緒くたに論じるのは乱暴かも知れないけど、両方とも便秘しやすいでしょ、また、口も渇きやすいし、漢方的には『燥邪』をとり続けていないといけない状況って考えるといいような気がするんだ。だから潤いを補う滋陰法を併用すると上手くいくケースは多いと思う。また、いらいら～興奮といった症状は熱証と考えられることが多いから清熱剤が効くように思う。便秘症状があれば大黄は使いたいですね」

「先生は以前『精神科治療の主薬は西洋薬だけど、漢方薬でその欠点を補う』といったようなことをおっしゃってましたが」

「うん、西洋薬と漢方薬の複合体をあたかも一つの方剤みたいに考えるやりかたね。一応49頁でちょっとふれた『肺熱証治療の主薬に、性が温の麻黄を使うとき、その温性をキャンセルするために石膏を配合する』みたいな方剤の作りを参考にしてるつもりだけどね」

症例3: 貧血は血虚ではなく気虚

　表題、当たり前のことなのですが、念のため、症例に則して書いてみます。

　患者は85歳女性、骨髄異形成症候群にて老人病院血液内科を受療中（抗ガン剤治療のため4週間に一回入院を繰り返す、必要に応じて時々輸血）。当院では併発する鬱病に関してフォローしている方です。

　最近のデータではHb7〜8程度、貧血がありQOL低下の一因となっています。

　この方、元々北田先生の患者で、彼は2週間に一回しか来ないので、最近私しかいない時にもご来院くださるようになりました。北田君は鬱と不眠に対してパロキセチン40mg、フルニトラゼパム1mg、ゾピクロン7.5mg、加味帰脾湯7.5g、七物降下湯7.5g処方していました。

　さすが我が弟分、ちゃんと補気剤中心に処方しています。基本的には私、彼の処方は変えないことを原則にしているのですが、私しかいない時間帯にご来院のおり、息切れがする、疲れやすいとの訴えがあり、彼の方意を変える訳ではないのだから良かろうと、紅参末1.5gを加えてみたら、ちょっと改善した。というお話です。

　エキス製剤しか使わないという読者がほとんどでしょうが、従来の処方で「良いのだけどイマイチ」というときに「補気力を強化する」発想で、紅参末をちょっと加えるというのは簡単に使えるテだと思い、ご紹介する次第です。なお、紅参というのは、人参のちょっと良いやつとお考えください。

　そもそも貧血という字面から、漢方的には血虚ではないかという誤解があるようです（貧しいのも虚しているのも、漢字の意味としては「不足している」ということでしょうから無理もないですが）。もちろん、貧血がある患者さんが血虚証の症状を呈することもあります。しかし、貧血があるとき呈しやすい症状は、例えば倦怠感、息切れ、etc. etc. 気虚証である可能性の方が高そうです。

この患者さんのことを紹介したくなったのは、もう一つ理由がありまして、私がまだお会いしていなかった頃、つまり北田君だけが診ていたとき、口渇が激しかったのを、彼が酸棗仁湯の処方でそれを治していたことがあるのです。
　私の想像ですが、彼の思考経路を紹介します。
　「最近、口が渇くと言われるよな。向精神薬の副作用的な症状の可能性高いけど、睡眠障害もまだあり、急に減薬すると反跳性不眠も怖いし、とりあえず陰を補う感覚で酸棗仁湯を足して、西洋薬減らすきっかけにできればよし、口の渇きが和らばばさらに有り難い」
　といったところなのではなかったか？　と考えます。
　結果、北田君の作戦はとても上手くいき、彼女の QOL 改善に相当貢献できたといったところだったのでしょう。
　精神科の薬って、陰虚証を強める副作用があるとくくれそうです。睡眠導入剤の類をかなり多量に処方しても改善しない不眠に、酸棗仁湯を足すと、あっという間に減量可能になることは間々経験します。北田君がやったように、随伴症状まで改善させつつですね。

　　　　　「いやー先生、新作九分通り出来たそうでおめでとうございます」
　　　　　「北田君ではないの、君が我が医院に連れてきた症例もネタにさせてもらったけど、こんなものでいいかい？　何か補足することがあればどうぞ」
　「はい、私の考えはご賢察の通りです。私の症例に言及していただき光栄に存じます。あえて補えば、この人私のところに来たときは口渇がとても強くて、舌をみると紅くて裂紋が著明だったのです。だから、陰血を補うことを考え酸棗仁湯を選んだのですが。
　酸棗仁湯といえば、先生がこのあいだ教えてくれた、あのもの凄い量の向精神薬を使っても眠れなかったケース紹介すれば良いじゃないですか」
　「ああ、あの人ね。ベンザリン® 10mg、マイスリー® 10mg、ドラー

ル®30mg、ロヒプノール®2mg、リボトリール®2mg、ロゼレム®8mg、ルーラン®8mg、テトラミド®60mgという量を眠前に服用しても『1時間半しか眠れない』と言ってた女性ね」

「そうですよ、日中飲む薬もそれに加えてあったわけですよね。それがあっというまに減量できて、今や眠前の睡眠導入薬はハルシオン®0.25mgとベンザリン®2.5mgなんでしょ」

「まあねえ、このケースに使った漢方薬はエキスじゃなく煎じ薬だったのも積極的に紹介するの気が差す要因の一つだし、診断的な問題もまだ私のなかで確信がもてないケースだからねえ」

「でも先生、少なくともあの分量の薬飲ませても眠れなかった人を、常識的な量の眠剤で眠れるようにしたのだから、紹介すべきだと思うなあ」(この原稿書きかけの頃、彼女のご来院があり、著書で紹介して良いかどうか尋ねたところ、快諾していただいたこともあり)

「分かったよ、ならば言いますが、使ったのは酸棗仁湯合白虎加人参湯加減といえる煎じ薬。患者さんご本人や家族の方も、専門家がきちんと処方した煎じ薬だから効いたと思って下さっているみたいなんだけど、それは美しい誤解で、エキスで酸棗仁湯と白虎加人参湯とやってても効いたのではないかと思っています」

「というと?」

「ここでは不眠だけをあえて問題にしますね。私のところに来たとき、彼女が飲んでいた薬、大半が『睡眠導入剤』と呼べるものだよね。それで『睡眠導入を目的に出された薬を大量に飲んでも眠れないのだから、思い切って止めちゃおう。まあ、急に全部なしも辛いだろうから、ベンザリン®5mgだけにしなさい、眠れなかったらレキソタン®5mg追加』と説得したんだ。で、これまで頼ってきた薬がなくなる不安感を軽減する意味合いも込めて酸棗仁湯合白虎加人参湯の煎じ薬というわけ」

「確かに西洋薬減らせ、という指示だけじゃ患者さんも不安でしょうからねえ。酸棗仁湯だけじゃなくて、プラス白虎加人参湯としたからには、口が渇くとか舌が赤いといった兆候もあったのでしょうね」

「その通り。さらに、一時間半しか眠れない睡眠障害がさらに悪化する可能性ってどんな状態？　といった問いかけもしました。つまり今以上に睡眠が悪い状態って考えにくいでしょう、というメッセージですね。それやこれやのいわば精神療法的効果も大きかったケースだと思ってます」
　「なるほどねえ、でも漢方薬も効いてますよね」
　「そりゃ私だって当然そう思っています。ただ、このケースから若い読者が読みとってほしいことは『不眠→眠剤→効果不十分→増量』というよくありがちな悪循環には注意すべき、という反省かな」
　「なるほど、さすが先生も教育者のご子息。教師のDNAを感じさせるお言葉ですね」
　「そういう君だって教育者の息子じゃない。似たような血統を持つよしみで、本書に解説書かせてあげるからよろしくね！」

　といったやりとりもあり、北田君には本書の解説を書いてもらうことにもなりました。多分巻末に載るであろう彼の名文にも乞うご期待です。

　補足：北田君との対話中に出てきた私の症例について補足します。患者さんは40代女性で、体重40kgくらいしかない華奢なひと。この方、初診時の第一印象は「酔っぱらって絡んでいるみたい」だったんです。換言すれば「ベンゾジアゼピン過剰の証」ですね。
　10：00〜18：30時が下田医院の診療時間ですから、当然日中のご来院。それにもかかわらず血液中に十分量のベンゾジアゼピン系薬物が入っているといった感覚です。
　紹介状には「父親との関係が悪く……云々」とありました。「家族間の関係調整も必要だろう、よろしく」とのニュアンスでしたが、血中ベンゾジアゼピンを適切なレベルにすれば、自ずと改善するだろうとの読み。下手に手出しするとかえって訳がわからないことになりそうだし、治療者もさることながら、家族の方にも負担をかけることになろうから、いっさいその問題には触れない面接をいたしました。

中医学の名言に「医者にかからないのは、中くらいの医者にかかるのと同じくらいの効果がある」という意味の言葉があります（後日、仲良くお父様同伴でご来院になったりとか、何も家族療法的なことはせずに改善したようです）。酔っぱらっているときは絡みまくっている人でも、しらふになると大人しいひとになる、ってことありますよね。そのベンゾジアゼピン版。

　この方に今処方している漢方薬は初診の頃のものとは、かなり趣が変わっています。その変遷を記載し説明するには多くの頁を要しますので割愛します。私は、漢方処方と西洋薬の減量だけやっている訳ではないことも書くべきだと思いますので……。

　まず睡眠障害が落ち着いてきたときに、あらわになってきた症状は、強迫症状と摂食の問題です（執筆時も続いています）。よってアナフラニール®を20mg～30mg～50mgと増量してきました。摂食障害に関して少量精神刺激薬を使うのが好きなのでベタナミン® 10mgも併用を始めました（発達障碍にリタリン®やコンサータ®という発想に近いのかな）。

　あと、睡眠導入剤のメインをハルシオン®にしていることに、異論がある向きもありましょうが、血中濃度にメリハリがつきやすい薬のほうがよかろうとの判断です。近年、あまり評判よくない薬といえましょうが、ケースを選べばいい薬だと思っています。

　それにつけても最初の処方、ひどいものだ、と思うのですが、それを処方した先生に同情もできます。私も昔、似たようなことやっていた前科者ですから。

　処方って、足し算は簡単だけど、引くのは難しいのですね。「これだけ飲んでも眠れない、ならば睡眠導入のパワーを強化しなくては」という発想でしょうね。

　増量する過程の比較的早期に「これだけ飲んでも一時間半なら、逆に減らしてみる、とか短時間作用型のものに変えてみよう」という発想があったらなあ、というところです。

　想像ですが、この先生、短時間型睡眠導入剤のデメリット、長時間型のメリットを教え込まれた人なのかなと思えます。漢方的発想抜きで、この方の

睡眠障害をみますと「長時間作用型睡眠導入剤の弊害が顕著にでたケース」とみえてきませんか？　私にはそうみえるのですが。

なお、その先生、よほど困ったとみえて抑肝散も出されていました。多少陰血を補う成分も入りますから、悪くはないのかも知れませんが、柴胡みたいに燥性ある生薬が入るのでどうなんでしょうか？　まあ、素直に考えると、酸棗仁湯なんです。

まあ、あれだけ西洋薬使ったなかにエキス剤一種類入れるのは、焼け石に水の感がありますな。たとえていえば、和風だしのうどんに七味をちょっと入れればその辛みや香りがわかるけど、激辛カレーに七味をいくら入れてもあまり変わらないのと同じです。

症例 4:「キョーン」という感じの咳

「先生の診察室って精神科の割には、待合室との境目、カーテンだけですね」

「お、さすがに目の付け所がするどいねえ、実はこれ、神田橋師の教えに従ったの（精神科における養生と薬物、診療新社、八木剛平先生との共著 '02, p.162）、それと 34 頁に記した北京の関幼波先生の診療に陪席した体験かな」

「なるほど、神田橋先生は開業する後輩に対して『診察室の話が筒抜けになるようにしておきなさい』とアドバイスされたそうですね」

「そうでないと診察時間がかかりすぎるともおっしゃってるでしょう。密室で面接するのは危険な感覚があるんですよ。患者さんが病的な部分をさらけ出すのを促進しちゃいそうなね。そして、そんな状況になったとき、上手く立ち回る技量があればそれもよしなのだろうけど、未熟なうちにやると危ない感覚。精神療法だって立派に副作用はあると思うよ」

「そういえば以前、関幼波先生風の診察してみたいともおっしゃってましたね」

「うん、でもそれをやるほど我が医院流行ってないし、さすがに日本の風

土には合わないかなと思って止めたんだけど」

「なにか開院の時に、保健所からプライバシー云々でクレームがついたとか」

「はい、開院じゃなくて引っ越しの時だったのですけど、神田橋師の御著書をコピーして言い訳させいただき、何とか認可してもらった想い出があります。本音を言うと、遮音性のあるパーテーションにすると、エアコンがもう一台必要になるというセコイ理由もあったのですけど……」

　というようないきさつで、我が医院、診察室の会話は、待合室に筒抜けになる構造をしております。ということは、待合室の音もこちらに筒抜けるわけでして、別の患者さんを診察している時から、次の患者さんの聞診が始められることもあるわけです。

　新患とおぼしき女性患者がお見えになった様子（そんなことを診察しながら感じ取れるのも遮音性なし構造のメリットですな）。そんな待合室から「キョーン、キョーン」といった感じの咳が聞こえてきます。

　いわゆる典型的な dry-cough です。痰がからんだ感じはありません。私、わりにせっかちなもので、前の患者さんとの定型的な別れの挨拶をしながら、次の新患さんの治療戦略を考え始めることもあります。この方の場合、dry-cough という症候は確実にあるわけですから、その咳が主訴だった場合というようなことを考え始めてしまうんですね。

　とりあえず「咳が主訴で、舌診で舌苔が少なく、エキス剤希望の方なら麦門冬湯」というふうに患者さんと合う前に考えながらその患者さんを診察室に招き入れました。

　その患者さん、私が以前、漢方の手ほどきをした後輩からのご紹介でした。彼によりすでに滋陰降火湯を処方されたけど効かないという話でした。

　滋陰降火湯、発想は悪くないと思います。乾いた咳、肺の陰を補いたくなる所見です。そして案の定、舌の色は赤めで舌苔は少ない方でした。エキスメーカーのパンフレットによれば「のどにうるおいがなく痰の出なくて咳き込むもの」、私でも選択肢の一つに考える方剤です（私も処方したかも知れ

ない)。

　でも効かなかったという事実を前提に考えなければなりませんよね。患者さんには、滋陰降火湯を処方した後輩医師の意図を説明し、彼の発想の正当性も代弁しました。ただし、「咳止め」の薬として滋陰降火湯をみますと「降逆」作用が弱いのですね。

　肺陰を補う麦門冬の量も 2.5g と少なめ。対して私の第一感である麦門冬湯は麦門冬が 10g さらに、降逆作用が期待できる半夏の配合もあり、彼女の病態にはこちらの方がより適切なのではと考え 1 週間処方。1～2 日ですうっと楽になったと後日談がうかがえたケースです。

「先生、自慢話ですか?」
「まあ、そう言っていえないことはないけど、方剤中に含まれる生薬の量も当然ながら問題になる例を提示したくてね。それ、26 頁に、麦門冬湯の組成の見方みたいなことを書いたろ。それの回答みたいな意味もあり出したわけです。つまり、麦門冬湯を中医学的に普通に解説すると、『肺陰を補う麦門冬が主薬で……』となりますが、咳(すなわち、肺から下に降りていくのが正常であるとされる『気』が、上方に逆流する現象＝気の上逆)を直接的に治療するのは、降逆(上逆を治す)作用を持った薬となりましょう。つまり、咳止めとしての麦門冬湯は、降逆作用を持つ半夏がメインで、患者が元々呈する肺陰虚(＝肺の潤いの不足)や、半夏の持つ燥性を解消するために、補陰作用のある麦門冬を配合したもの、と見ることが可能だ、ということです」

　まあ、ご参考までに。

　と、このネタ終わりにした草稿をエス君に送ったら。診察室の構造についてもう少し書いてくれと意外な注文がつきましたので、補足しますね。
　我が医院の待合室と診察室の境界は、薄いカーテン一枚しかないことは先述の通りです。そして、待合室～診察室ともに主な調度品は本棚です。本棚の中身ってその持ち主の指向性をよく示しているものだと思いませんか?

第 14 章 症例呈示

　使えるものは何でも活用するのが私の主義です。患者さんの目につく本棚に、例えば将棋や囲碁の雑誌でもおいておけば「ここの院長は将棋や囲碁が好きな人なのかも知れない」という情報を投げかける意味を持つはずです。

　さすがに待合室のベンチに座り、一番目立つ場所の本棚には、中国で出版された「中国医学大成」という全五十巻の中国伝統医学（＝漢方）の全集を置き「院長の専門は中医学である」ことをアピールしていますが、ちょっと見回せば学生時代から読んできた硬軟さまざま雑多な蔵書が、雑然と並べられた本棚が見えるようにしています（ある方が、我が医院の評価をネットに「昭和の香りがする待合室」と書いてくれています。その記載を発見したとき、嬉しかったですね）。

　まあ、少なくとも、院長がどんな人物であるのか情報を提示しておくことは、患者さんの不安・緊張感を緩和してくれる効果を期待しても良さそうです。

　お馴染みさんならともかくも、初めて私の診察を受ける方の立場で考えてみれば「ここの先生どんな人かな？　怖そうなおじさんだったらいやだなあ……」なんて不安を感じられるのではないでしょうか？

　そして診察室と待合室がカーテン一枚で仕切られている構造ですが、本節で紹介したように待合室の様子を聞診できるという効能ももちろんあるにはありますが、それは副次的なもので、診察室の会話が待合室に筒抜けることに主要な意味があることだと思います。

　神田橋師が後輩医師に、そういう構造をアドバイスした主要な意味を想像しますと、面接している患者さんに「筒抜け感」を与えることで「心理の表出を深めすぎない」工夫なのだろうと思われます。深まりすぎると、師の言うように、診察時間が長くなりがちなのです。そしてまた、表出されたものをまとめ上げるのに苦労するのです（だから長くなる、というトートロジーかも知れませんがね）。

　私の感覚からすれば、そんな待合室と筒抜け感のある構造の場所で面接した方が、患者さんの「健康な部分に働きかけ」が容易ということですね。

　まあ、もちろん、音が漏れない密室的診察室で仕事しなければならない状

態に陥ったら、「私はあなたの病的部分と向き合うよりは、あなたの健康な部分を通じてあなたの病理を知りたいし、そうすることがお互いに利益が多いであろうと考えている。そこを理解していただいたうえで、面接始めましょう」みたいな内容を、相手の反応をスキャンしながら語るところから始めるのかな？　野暮だけど。

　それよりは、カーテン一枚の境界しかない診察室を使った方が、前段の内容を無言でコノートしていることになるから粋だと思うわけです。また、その状況にもかかわらず、深い話に入っていきたがる患者さんもいますが、それはそれで一つの所見（私の言う望診情報）といえることだと思います。

　それから、もう一つ私が重要と考えている点は、待合室にいる患者さんに与える影響です。これは神田橋師の御著書というより関幼波先生に陪席した体験から考えたことですが、診察室のなかで、どのようなやりとりがなされているか、なんとなく待合室で感じ取れれば、これから診察室に入る患者さんにとって、不安・緊張を緩和する効果が期待できるのではないかということです。

　全部のやりとりが克明に伝わる必要はありません。おおむね、私とお馴染みリピーター患者諸氏との会話はフレンドリーなものですし、少なくとも私はフレンドリーな対話を心がけている印象は伝わるでしょうから、その雰囲気だけでも伝われば目的達成です。

　もちろん、私はすべての診察室は待合室と会話筒抜け状態にすべきだ、と主張するつもりは毛頭ありません。確かに、我が医院の診察室は、プライバシー保護の観点から言えば、ひどいものです。ただ、そんな診察室で診ることが不利になるような患者さんとは、基本的に医者一人、受付パートタイマー一人でやっている我が医院では所詮診ることができない方であろうと割り切っております。

　故河合隼雄先生に、文庫にもなっている名エッセー集「心の診察室」というのがありまして、そのなかの一編「ふたつよいことさてないものよ」という名編があります。そう、ふたつよいことはないんでしょうね。

　私としては、読者の皆様に、密室的な診察室でなされる精神科的面接が持

つ弊害にも想いをはせていただきたいのです．少なくとも，初心のうちは「筒抜け」診察室のほうが間違いは少ないのではないか……と思いますもので．

「先生ありがとうございます．もう，このテーマに関して語りきっていただきましたでしょうか？」
「うーん，さすがだねえ，私の診察室で，唯一ちょいと金をかけた（といっても数万円だったと記憶しますが）特注のものがあるの気づいてない？」
「あ，あのL字型の診察机ですか？」
「そうそう，神田橋先生の『診断面接のコツ』p.58 〜 59 あたりに，診察室での机の使い方について書いてあります．そこで師は普通の机の角を障壁として用いる方法について書いているのだけど，そういった論をふまえて，患者さんとまっすぐ対面したり机の角を大きく挟むようにしたり，そのニュアンスを自由に演出しやすいようにL字型のテーブルを特注したわけです」
（なお，知らなかったから特注したのですが，後日，同じコンセプトのデスクを既製品のカタログで発見しました．御参考までに）
「なるほど，でも患者さんとまっすぐ対面する，警察の取り調べみたいな位置取りする必要って医療面接であるんですか？」
「しょっちゅうではないけど，たまにはあるさ．それに私の椅子の向きをちょいと変えれば微調整可能だしね．また，私は必ず左手で脈診するから，左肘の置き場所としてもL字の部分は便利なんだ」
「自称しわいやの先生がお金かけたのだから，それなりの意味と効果はあるんでしょうね．さすがに神田橋先生を私淑されていただけのことはありますね」
「でも，けっこう逆らっているところもあるんだよ．例えば師は『椅子は，車のついた回転椅子で背もたれ，肘掛けがついている方が良い』と書かれているんだけど，私の医院では，患者さん用のは一般内科でよくあるような丸椅子，私のは肘掛けつき車つきのまあ，患者さん用のと比べれば豪華な

椅子なんだよね」

「なんで逆らうんですか？」

「師も『別に身体診察用の丸椅子もあると、有益な利用法がある』と言ってるしね。丸椅子使った方が、『あなたの病気は体（＝脳）の病気』という師の主張をコノート出来てるのではないかと考えたわけで。どうしても患者さんに、背もたれ肘掛け付きの椅子を使わせたかったら、陪席者用の椅子を例外的に使用すればいいわけだから」

「なるほど、先生はシャイだから説教調に語るのは苦手みたいですけど、ここは曲げて『密室的な診察室の弊害』について若い読者に分かりやすく説明してみてくださいな」

「いえね、私も教師の倖ですから説教するの嫌いじゃないですよ。まあ、硬い表現使えば一つは『転移感情を惹起しやすい……』みたいな言い方になるのかも知れないけど、ごく簡単に言えば『口説き～誘惑しやすく、されやすくもある危険性』でしょうね。遮音性の高い密室的な空間に他人同士二人だけでいる状況って、考えてみれば異常だろう。相手は家族じゃないんだから。それに前にも言ったけど、患者さんが自分の病的な部分を、掘り下げすぎやすいってことだろうね」

「なるほど、さらに筒抜け状態だと、北京の関幼波先生の診察室みたいに、いわば集団精神療法みたいな効果も期待できると」

まあ、そういうことですね。読者の皆様も「プライバシー保護至上主義」をちょいと考え直してみていただいても悪くはないと思いますよ。

補記：問診について

以下の文章、コラム用にと書いたものなのですが「コラムにしては長すぎる」とエス氏からクレームが付きまして、この症例読んでからでないとわかりにくい記載も多いため、ここに入れます。いわば「問診に関する私見」です。おつき合いください。

第 14 章　症例呈示

　かなり前から、医学部などで、医療面接の実技指導がされるようになったということは、好ましいことだと思います。

　医療面接の教育を受けた医学生の実習を受け入れた体験もあります。そんな学生さん達と接してみて、かなり気になることがありました。そんなキーワード二つについて語らせていただきましょう。

　彼らは「オープンエンドの質問が好ましい」ことと「傾聴することの重要性」ということを、そういった授業を通じて教え込まれているようです。私とて、その二つの必要性は分かっているつもりですが、ちょいとへそ曲がりな意見も書きたくなりました。

　ある時、そんな学生さんが実習に来ており、長年ご通院中のインテリジェンス高い高齢の患者さんがいらしたと思し召せ。患者さんに、実習の学生がいることを説明し、面接の練習台になることをお願いしたら快諾されたので、別室を用いて「これまでの病歴を整理する」という課題を学生君に与えました。

　40分ほど時間が経過、もうよかろうと二人（学生と患者さん）を診察室に呼び入れ、学生君にまとめをプレゼンするよう求めたところ、患者さんの曰く「まだ十分の一もお話ししてません」ですと。

　オープンエンドの質問を投げかけ、文字通りの「傾聴」を行うと、前段のごとき漫画的状態が起こることは必然なのかと思います。

　そんな体験をした私、学生さんや成りたて研修医といった人には「あけたら閉じろ（open-end で質問始めるのはよろしいが close-end の質問で閉めろ）」「傾聴の目的は『傾聴された感覚を与える』こと」と説教することを常とするようになりました。

　前段の二つの説教、互いに密接な関連があります。「傾聴された感覚」を相手に与えるためには、イエスかノーかで答えられる（つまり close-end の) 質問形式で確認する必要があることが多いと思います。

　つまり表面上は「＊＊ということですね？」という問いかけをするわけですが、理屈っぽく言うと、その問いは「私はあなたの話を＊＊と理解しましたが、その理解でよろしいですね？　ちょっとニュアンス違うというような

ことでも結構ですからおっしゃってください」という意味を込めた発言なのです（必要ならそう言ってもいいと思いますよ）。

　先に「傾聴することの目的は……」などと軽く書いてしまいましたが、もちろん傾聴するだけで終わる話ではなく、そこから「共感」したり「支持」したりというところにつながっていくべきことなのでしょうけれど、うーん、このあたりも、闇雲に「共感すればいい」なんて思っていると、所謂「人格障害圏の患者に振り回されやすい医者になる」危険性を孕んでいることなのではあります。

　基本的に、患者さんに純粋な open-end の質問を投げかけると、その返答は noizy なものになりがちです。noizy になりがちと断言できるのは、私とて毎日体調・気力万全じゃありません。調子悪い日もあります。そんな時「本来、noize をカットするべく close な質問入れるべきなんだろうけど、今は待合室に患者さんいないみたいだから、かの学生さんみたいな表面的傾聴でもしてみるか」ということもあります。その方がむしろエネルギー使わないから。noize たっぷりの実例をお目にかけましょうか。

「今日いかがされましたか？（オスキー対策ご推奨の open-end 質問ですね）」

「はい、私元々、体質が弱くて、整体の先生なんかにもよく言われるんですけど、背骨がゆがんでるんですって、そのせいかどうか分からないんですけど、妙に肩がこることがあるんですよね。この間スーパーに買い物に行っていたとき、その日は主人が珍しくたまにはこってりしたものが食べたいなんて言っていたものですから肉料理にしようと思って、付け合わせの野菜、先生ご存じ？　冷凍食品でミックスベジタブルというのがあって、ちょっと『チン』すると簡単で便利なんですよ、それで冷凍食品の並んでるケースの前に行ったら冷たい空気が……」

　どこかで口を挟まなければ、プロの面接とはいえませんわな。正直言って、このとき私二日酔いで絶不調。彼女がいたとき、我が診療所、流行っていないので待合室に人がいなかったのですわ。彼女が語り疲れるまで語らせ、そんなころを見計らい、

第14章 症例呈示

「つまり、冷気を感じたときに鼻水が止まらなくなり、それがスーパーを出ても続いたってことですね」とclose。一応漢方専門家としてサゲをつけますと、麻黄附子細辛湯が著効したケースではありました。

「はいはい、分かりました。弊社に対する義理で最後に漢方方剤名くっつけたということが見え見えの名文、有難うございました」

「エス君も私とのつき合い長くなって、わたし的な皮肉たっぷりの反語的ヨイショが上手くなったねえ」

「まあもちろん、漢方的診療だけにこだわっていただく必要もないのですが、もう少し先生の所謂『漢方的』な味付けがあってもよろしいかと」

「さすがエス君、私の欲求不満を見抜いておられる」

「はい、先生のおっしゃる望診所見と通じるのかも知れません。何となく『下田先生、言いたりなそうな雰囲気出してるなあ』というのを感じた、自分の感性に従ったまでですが」

「うれしいねえ、そう、本当はもっと書きたいテーマであるんだ。ただ、それやると、どうしても他の本の悪口めいたことも書きそうだから自粛したのだけど」

「はいはい、飲み屋でうかがう他の著書批判は、確かにきついものがありますが、まあ、出版用の文章にしていただくと、それなりの節度を持ってお書きいただけてるので、上の者も下田先生には自由に書いていただいた方がいい、などと申しております」

「有難う。でも、批判するというのは『良いところがあるから』とは申し上げておきましょう。ではまずそんな本のご紹介。『金子朝彦、邱紅梅著、問診のすすめ・中医診断力を高める、東洋学術出版』というものです。

まずはいいところから。あとがきに著者の師匠の教えをひいて『問診から三診（望・聞・切の三つでしょうね）を規定する（中略）問診を論拠にほかの三診の精度を上げる学習法』ということをまとめ的におっしゃってくれているところですね」

「なるほど」
「例えば本書で紹介した、中国語ネイティブの患者さんの訴える『不安』はアカシジアであろうという『望診所見』を確実にするために通訳を通しての『問診』が役に立ったということと通底する感覚分かるよね。本書読者の皆さんも、師匠について手とり足とりって学習環境にある人は少数派でしょ。最初は分かっても分からなくてもいいから脈を診て、ベロも診る（私はやらないけど腹診するのもいいでしょう）。少なくともそれを習慣づけて問診所見と付き合わせることをやらなければ、絶対に脈やベロ診られるようにならないことは保証するよ」
「前にもおっしゃってましたね。ではこの本の悪口の方はいかがなんです？」
「え、言わせるのそれ、しょうがないなあ。ではまず『きちんとした診察をすれば、必ず正しい証に行き当たるはずだという幼児的誇大観念』が強いってところですかね。あとは老中医（著者の師匠など）を神格化しすぎてるってところかな。そもそも、オビの文句に『患者の言葉を鵜呑みにしてはいけなかった』なんて大書してあるんだ。逆に患者の言葉を鵜呑みにするような臨床家だったのかよオマエは、って突っ込みたくなるよね。
でも私みたいに、明確に意識して文章書いてないからその辺のニュアンス好意的に読まないとくみ取りにくいけど、問診しながら「望診」もしなさい……的なことも書いてあったりして、『くだらねえ』の一言で切り捨てがたいところは認めてます」
「金子先生の御著書に関してはまあいいとして、大学での臨床面接教育に関してももう少しなんかありそうですね」
「うん、学生さん達から話聞くと、かなりダイレクトに連想しちゃう落語があるんだ。ちょっとこれ聞いてみて（と、常時携帯しているi-Podのイヤホンをエス君に渡す）」
（ちなみに内容は、桂文珍師匠のマクラの部分。ファストフード店のアルバイト店員によるマニュアル対応『はい、いらっしゃいませ、大ですか小ですか、お持ち帰りですか、こちらでお召し上がりですか』みたいなものの横

行を嘆いてみせ、『(客の) 顔もみないでそれしか言わない店員のところにっ、私の母親がっ、トイレを借りに行った……』というサゲをつけるお笑いなんですが、あー、文珍師匠のおもしろさ文章化できないのがもどかしい！文珍師匠、いろいろなネタにこれと同工異曲のマクラ振られるのお好きなようですから、ニコ動かなんかにアップされてるの聞いてみてくださいな）

「なるほどねえ、大学で教えてるのは、この噺に出てくるマニュアルみたいなものじゃないかというわけですね」

「そう、マニュアル的な型というか作法は、ないよりはマシなんだろうけど、型～作法の教育はされているけど、何故その作法が必要かという意味の教育が……という感覚なんですわ」

「なるほど、先生のおっしゃる『開けたら閉めろ』『傾聴の目的は傾聴された感覚を与えること』って二つのテーゼは使えるかも知れませんね」

「『かも知れない』のじゃなく使えますよ」

「なんでそう断言できるんですか」

「そんな説教した相手から来る『望診情報』ですわ。『しょうがない、オスキー対策に作法だけでも覚えておこう』というのから『なるほどそういう意味がある作法なのか、必要に応じて将来的に使おう』ということが理解できた喜びに似た感覚を彼ら（学生諸君）が覚えたことを感受出来るんですね」

まあとにかく、四診合参、望聞問切は別々に行うのではなく、問いながら望じ、切りながら望じる意識を持っていただきたく思うものです（野暮を承知の補足。この下りHS.サリバンの『関与しながらの観察』とか、神田橋師の『空中の眼』を別角度から述べたつもり。参考にしてください）。

漢方エキス剤の飲み方

　別に、特別なことは基本的にはないことが多いです。

　では特別なこともある、ということですね。飲み方にとりわけ注意が必要なのは歯痛に使う立効散という処方でしょう。これは含有する生薬、細辛の「局所麻酔作用」にも期待した構成になっている処方でして、エキスメーカーのパンフにも「本方は口に含んでゆっくりと」服用するよう書いてあります。

　誰もそんなことは言っていないし（つまり、古今の大家連の著作に書いてないという意味です……ホントかな、多分ホント）、私自身試したことがないので、はなはだ眉唾ものではあるのですが、読者諸賢が例えば花粉症対策で、細辛含有処方、小青龍湯とか苓甘姜味辛夏仁湯（リョウカンキョウミシンゲニントウ）とかを携帯しているとき、急に歯が痛くなった場合、それを「口に含んでゆっくりと」服用すればそれなりの効果があるかも知れませんね。

　エキス顆粒〜細粒といった剤形が苦手な患者さんのために、錠剤とかカプセル剤の形の製品を出しているメーカーもありますが、立効散はそんな剤形にはならない処方だと思えます。

　立効散ほどではありませんが「口に含んでゆっくり」服用したいのが、のどの痛みに対する桔梗湯とか甘草湯ですね。これらは甘いですから、トローチ感覚で「口に含んでゆっくり」飲みやすいと思います。

　とりあえず「服用方法」を細かに指示したいのは、先述した三方ですね、それ以外は「出来れば食間〜食前に飲んでもらえば良い（飲み忘れたら、食後になっても飲まないよりマシ）」

コラム　漢方エキス剤の飲み方

くらいの、アバウトな服薬指導でよろしいかと思います。（あー、でもこういうと日本漢方の論客からは「虚証の感冒に対して処方する桂枝湯は食前に服用させ、後に熱い粥を食べさせ云々……」とクレームつくんだろうな。まあ、カゼみたいな症状に対しては食前服用にこだわった方がいいとは思ってます。はい）

　何故このコラム書いているかというと、99 頁で発達障碍の未就学児に、抑肝散（加陳皮半夏）が結構効いた話を書きましたよね。そのご家族が（ご両親と患児）ご来院になったとき、私が提示した飲み方の一法をそこのお子さん（患児）がいたくお気に入りの様子だったからです。

　私は「とりあえず、無理に飲ませようとしないでください」と申しました。大人でも、エキス製剤を直接口に入れると「ざらざらして嫌だ」という方けっこうおられますから。

　まあ、とりあえずは飲んでもらいたいわけですが……。

　直接飲めればお母さんの負担は最小でしょうね、それも一法。

　人によっては、お湯に溶かした方が飲みやすいという方もおられます。まあ、こうして服用するのが漢方薬の本来なのでしょう。コーヒー好きの方が、インスタントコーヒーで我慢する場合、まさかそのパウダーだか顆粒を口に放り込み後でお湯を飲まないでしょ。エキス製剤の本来はそういうものが多いと思います。

　そして「エキス剤を小皿にあけ、蜂蜜か何かでペースト状にし、それを食べさせてもいい」という提言もしておきました。

そうしたら、その坊や、蜂蜜方式がいたくお気に入りのようで「おかげさまでだいぶ落ち着いたようです」となったわけです。
　初診時は「ずいぶん疳の強い子が待合室にいるな」と感じたものですが再診された時は「たぶんあの子だろうけど、和らいだな」という感覚。何より、お母さんに余裕が出てきた印象が嬉しかったですね。母子同服の効果でしょう。まあ、もちろん母子間の相互作用に気づいてもらい、そこをむりやり……といった家族療法の手段もあるのかも知れませんが「昔の医書に母子同服とあるからお母さんも」とやったほうが負担軽いかな、と考えそうしたわけです。あまり一般には認めてもらえそうにありませんが、私的には『グッドジョブ』なのです。
　それはともかく、そのお母様から「蜂蜜ではなくメープルシロップでは？」というご質問がありました。
　もちろん結構です。読者諸賢も工夫してください。ナイスなアイデアありましたら、本書出版元までお願い申し上げます。

オモシロ漢方活用術

エピローグ

　時は平成27年晩秋、東京は巣鴨の居酒屋で、本書の編集者エス君がヤキトリをつまみにビールを注いでくれながらヨイショしてくれます。

　　　　　　　　「いやー先生、ご苦労様。なかなかユニークな内容の原稿どうもありがとうございました。社内でもなかなか評判良いですよ」
「(本当に感謝してるんだったら、もうちょっとましな料亭で接待しろよ……なんて想いは押し殺しつつ) いやいや、どうもありがとう。またごちそうになって申し訳ないねえ。エス君は仕事は速くて丁寧だし、私が漢方薬の項を分担執筆したK社の編集者に比べたら雲泥の差だよ(これは本音)」
「いえね、いきなり総論的なところで、症例が出てきて、漢方薬全然使ってない話なのでちょっと面くらいはしましたけど……」
「そうだろうと思います。世の中の漢方本を一口で言えば『如何に漢方薬を使いこなすか』という内容だよね。ちょっと(かなりかな)気障になるけど、私としては、本書を読んでくださる若い先生方が『上手い漢方薬使い』ではなく『良き臨床家』になるお手伝いがしたいという想いで書いたんですわ。まあ『良き臨床家』であるために『漢方薬の使い方が上手いドクター』になることは良いことだと思いますが、それだけじゃいけないとも思えるわけで」
「なるほどね、つまり、先生がほろ酔いの時よくおっしゃる『漢方 without 漢方薬』ってことですな」
「そう、別に『漢方』というお題目にこだわる必要もないと思うのだけど、

西洋医学的診断に従ってなされる治療より、私のいう意味での『証』に従って治療を考えた方が、柔軟な対応ができると思うんだよね」
「先生はマニュアル的医療がお嫌いなんですかね」
「まあ、確かにそんなところがあることは否定しないけど、私だって、きちんとマニュアル通りにやれば上手くいくような領域に関しては、マニュアルの完成度を高めてもらいたいと思っているんだぜ。でも私が日常診ている患者さんはそうでない問題を抱えていることが多いという訳さ。」
「そんなケースに臨機応変に対応するために、漢方的な考え方が有用だし、ツールとして漢方薬を自家薬籠のものにしていれば、臨床の幅が広がる。というご主張と理解してよろしいんですね」
「流石にエス君、結構なまとめありがとう」
「ではまず、漢方エキス剤の使い方という具体的というか限定的な問題について、先生なりのご提言があればお願いしたいのですが」
「そうねえ、漢方方剤というものは、エキスメーカーのパンフレットみてもらえば分かると思うけど、西洋医学的診断と one-to-one に対応してるものではないのですよ。まずはイイカゲンに似たもの方剤をまとめて勉強しちゃう。そして（漢方初心者ならば）おそるおそる処方してみる。これまで語った方剤でいえば、例えば乾燥肌ベースのアトピー性皮膚炎の方なんかに、温清飲やらその加味方を処方するのはとりあえずは間違いじゃないと思うんです。とりあえずは何を処方しても合格点という感覚ですね」
「それから何をおっしゃりたいのですか」
「うん、そこで具体的に温清飲・柴胡清肝湯・荊芥連翹湯とか、バリエーションを示しましたよね、自分が出した処方が唯一絶対のものではなく、私の言う『証』つまり仮説に基づいているものだという意識をもって診療してもらいたいのですわ」
「なるほどねえ、まあ、先生に教えていただいて、温清飲は四物湯＋黄連解毒湯というのは理解しました、そこから先がありそうですね」
「これまで、構成生薬の種類に主な焦点を当てて書いてきたけど、つぶさにその割合も考えるようになると、一皮むけるって感覚ですね」

エピローグ

「例えば先生は『一貫堂はよく分からないけど、荊芥連翹湯はよく出す方剤だ』とおっしゃってましたね」

「そう、四物湯で補血して、黄連解毒湯で熱の対策をし、さらに荊芥や防風という祛風（止痒）の生薬の配合もあるから、慢性的な皮膚疾患などには使いやすい方剤だからね。そんなケースで再診のときに『だいぶ痒みは良くなったが、皮膚の乾燥が……』みたあいな訴えがあったとした場合、荊芥連翹湯より補血する四物湯の割合が多い温清飲への変方を考えるようなことですね」

「なるほど、微妙な加減が可能ということですね、でも、もし悪くなったら？」

「そうねえ、祛風薬なんかが抜けちゃうわけだから、痒みが悪化することはあり得そうだよね。そうしたらこだわらずに元に戻せばいいだけさ。漢方の臨床というものは、常に仮説をたてて、患者さんの反応をふまえて反省することの繰り返しだからね。というか前の発言『漢方の』という接頭語を外した方が、私の本音に近いかもね」

「なるほどね、そして本書に盛り込んでいただいた漢方的診察法のキモとして、四診（望、聞、問、切）の重要度の序列というご主張がユニークなところだと感じましたが」

「はいはい、そこに注目してもらえると嬉しいねえ。最近目にしたとある漢方本で、私も引用した難経の六十一難にある『望んで知るのが神』というのをとりあげ『我々は神じゃないんだから、問診を一生懸命しましょ』といった、主張がベースのがあったので、書かせてもらったというところですな。

まあでも、私オリジナルの考え方というわけでもなく、実のところ、若いころ読んだ神田橋師の考え方を漢方業界用語に置き換えただけ……と思うようになってますが」

「神田橋先生は難経のことご存じで『診断面接のコツ』書かれたんですかね」

「いや、そういう名前のテキストがあることはご存じだったけど『全然知

らないで書いた』とおっしゃってた．でも先生は，所見のとらえ方を論じて自発＞反応，つまり自発的にみられる所見の方が反応としての所見より優位とおっしゃるだろう」

「なるほど」

「望診や聞診は自発的な所見が捉えられるが，問診や切診は反応の領域でしょう．と申し上げたら，なるほどと納得してくださったよ」

「神田橋先生とはかなり深いおつき合いなんですか？」

「直接お目にかかったのは，二回しかありません．でも福岡の学会の会場で，会って離れて……というのをカウントするともっと多くはなりますが，基本的には二回です．メールのやりとりは結構しておりますが」

「神田橋先生は最近，『患者さんの邪気が見える』とおっしゃったりとか，語弊があるかもしれませんが，ちょっとオカルト的なことをなさっているとか」

「はい，ご本人ご自身も『オカルト的だけど』と前置きされて話されておられますね．私自身の臨床でも，本書で述べたように望診情報を大事にしているつもりです．そして『不安緊張感が前回より軽くなってきたかな』といった感覚を大切にしていますから，不安緊張感，つまり少ない方が良いものだから邪だよね，それを神田橋流に邪気と言ってしまえば，ある程度私にも『見えている』のかもしれません．ただし，私みたいな三下が『邪気が云々』という表現をすると『何だこのオカルト親爺が』と拒絶反応食らいそうなので，おとなしい表現にしております．なお，神田橋師みたいに，その邪気の発生源を『帯状回から』といったふうに解剖学的に定位する域には及びません」

「神田橋先生のお話はさておいて，具体的な漢方方剤の用い方というか理解の仕方としては，十全大補湯＝四物湯＋四君子湯＋黄耆，桂皮，みたいに足し算的な感覚で勉強すれば良いのですね？」

「基本的にはそれでいいと思います．私が習った中医の先生方の処方は，まず基本方剤を書き，それに例えば『痰飲の症状があるから，二陳湯の方意を足して陳皮と半夏……』といった調子で処方される先生がほとんどでし

エピローグ

た. 多くの古典方剤も，そんな発想で創始されたフシがありますしね. ただし『マイナスの配合』みたいなものもあるのかも知れない」

「え，どういうことですか？」

「つまり，鉄製の急須でお茶を淹れると，タンニンを鉄がキレートしてマイルドに味が変わるといった現象があるよね. 例えば同じ分量の麻黄を石膏とともに煎じるのと，薏苡仁とともに煎じるのとでは，煎じた液体中に含まれる麻黄の有効成分の割合が変わる，といった話を昔聞いたことがあってね. 厳密にいうと，結構難しいことを含んでいそうなんだ」

「なるほどねえ」

「まあ，お手本として先人の業績を参考にしつつ合方なり，加減なりするのがはじめは無難でしょうね. 組み合わせの定番みたいなものはあるんですわ. 例えば半夏と生姜，地黄と縮砂，柴胡と芍薬………ウナギに山椒，ステーキに胡椒，ま，最後の二つは冗談ですがね. そんな『定番組み合わせ』のことを『薬対』とかいって，そんなことばかり書いてある本もありますよ，ま，これはマニアックなオタク向けだけどね」

「なるほど，今食べている焼き鳥には七味かカラシ，刺身にはワサビということですね」

「まあ，そういうこと，でも伊豆や小笠原で出てくる『島寿司』はサワラみたいな魚のヅケをネタにして香辛料はカラシだったよ，それなりに結構なものでした. 伝統的な食文化は尊重したいものだよねえ. 伝統的な用薬法にもそれなりに敬意をはらうべきだと思うよ」

「本書でもご紹介いただいた，神田橋先生の四物湯＋桂枝加芍薬湯というのも，慶應の相見先生がてんかんに用いられた小柴胡湯＋桂枝加芍薬湯というのをヒントにされたとおっしゃってましたね. そういう伝統というのかな，先人のやり方をふまえて，ちょっと工夫を重ねるということですか」

「そうそう，そもそも，私が神田橋処方を紹介する章を書きたくなったのは，師の処方を紹介したかったのもありますけど，あの組み合わせ，エキス製剤を用いる制約下でも，結構バリエーション工夫しやすいからなんだ. 漢方治療って『ちょっと変えてみる工夫』がしやすい領域だと思ってます. そ

のサンプル的な意味ですね」

「なるほど、合方するセンスみたいなものをご呈示くださったわけですね。とても興味深いですし、読者の役にも立つのではないかと思います。

それから、北京での体験をふまえた、診察室の構造のお話なんかも私には新鮮でしたね」

「あ、そうねえ、まあ、有り体に言ってしまえば、神田橋先生の著作のお陰で、エアコン代節約できたみたいなところがあるから、セコイ話でもあるのだけど（169 頁参照）ついこの間来た若い女性患者さんが、以前かかっていた病院は、密室的で、プライバシー保護の観点からいえば良い診察室だったのだけど『看護婦さんがいたから良かったけれど、あそこで先生（当時の担当医）と二人きりだったらやばいかもしれない』といっていたのは事実です。確かに、密室的な診察室の弊害にも思いをはせてもらいたいですね」

「おっしゃるとおり、ふたつよいことはないのでしょうね。私も先生とおつき合いさせていただき、ずいぶん勉強になりました」

「勉強になったといえば、生薬名の由来みたいな雑学的なところはどうだった？」

「あれはあれで、親しみがもてるようになり、結構だったと思いましたが。先生、最後にこのことだけは強調しておきたいというようなことありませんか」

「総論的なこと書いたところでいったつもりだけど、漢方的な概念のほとんどは実体のないイマジナリィなものであるということですね」

「前作でも強調されておられましたね」

「そう、例えば気虚という概念も『補気とよばれる働きかけをすると改善することが多い症候』とまず定義して『ではどういうときに補気を考えるのか』が分からないだろうから、教科書的に気虚の症状を学ぶ、というスタンスがおすすめです。

本書の中で、いちいちそういう類の断りを入れるとうざったいだろうから省いたけど、そういう前提で書いていることは是非ご理解いただきたいところです」

エピローグ

「そうですよね、先生のお立場はとてもある意味科学的だと感じました」

「そうだろ、昔の偉い人がああいったこういったてなことを論拠にしている輩とはちょいと違うことは分かってほしいものだね」

「はいはい、本当に先生の文章は柔らかくて読みやすいわりに……といっては失礼ですが、内容の濃いすばらしいものだと思います」

「それから最近気になるのは、マニュアル至上主義みたいなことだねえ」

「先生は、建前はともかくお嫌いそうですものね」

「例えば、このあいだ『大うつ病エピソードとADHDの合併が云々』という講演会をネットでやってたけど、まあもちろんDSM的に両者のクライテリアを満たす症例はいくらもあるだろうけど、治療的に『抗うつ剤とコンサータ®だかストラテラ®だかの併用』というところに安易に行ってしまうみたいなニュアンスを感じるのだ」

「(うーんちょっとヤバイかな、ビール何本目だっけ、先生眼がすわって来たみたい) はいはい、分かりました。安易に両者の治療薬を併用するのではなく、先生の言うところの証みたいなものを考えて治療しろ、とおっしゃりたいわけですね。先生のお考えは、とても柔軟ですばらしいものだと思います」

「そう、その通り。しかしねえ、そんだけ私のことヨイショしてくれるんだったら、最初、草稿段階では君の本名をちゃんと漢字使って書いてたのに、なんで本名だすのを拒むようになったんだい。エス君のヨイショが正当なものだったら、君は平成漢方医学史上、画期的な本書担当の『名編集者』の誉れを後世に残すことになるんだぜ」

「ええ、まあね、でも編集者ってのは、あくまでも裏方、お書きいただく先生方が主役ですから、名前なんてだしていただく必要はありませんよ……あ、女将さん、もう9時半ですからお勘定お願いします (まあ、真面目ないい人なんだけど、この先生、酒が入ると妙に誇大的になってからみ始めるから難儀だよな。早いとこお開き、お開き)」

一応エス氏の心理描写は、著者下田の想像であります。ま、しかし、精神科医歴30年超の人間の想像でありまして……。

終わりに

　げに、すまじきものは酩酊下の安請け合い。自らの浅学非才をも省みず、エス氏に乗せられて本書の企画を受けてしまったことを後悔する日々の連続でした。

　別に、謙譲の美徳を振り回すつもりもありません。過度の謙遜はイヤミだと思う感性も持ち合わせていますので、正直なところを申し述べます。

　確かに、この私、世間一般の医者標準でいえば、漢方のこと詳しいつもりです。結構物知りで、酒席での与太話レベルで良ければ、漢方ネタ一晩中語り続ける自信もあります。

　ただ、この私が、安からぬお鳥目を皆様にお支払いいただき、それに見合った価値のある情報を発信する作業、と考えると、筆のすすみが鈍るのです。

　例えば、のどに何かが引っかかったような違和感のことを漢方では梅核気（バイカクキ）とか咽中炙臠（シャレン）とか言い、半夏厚朴湯が良いとか、本方は燥性があるから乾燥性の副作用に注意せよ、なんてこと羅列したところで、初めて漢方系の書物にふれる方ならともかく、そんなことを書いた本はすでにいくらもあるわけで、今更私が書かなければならない必然性が感じられません。

　前段に書いたようなこと、つまり、従来の漢方入門書に書かれているようなことも、結構書いてしまいました。それはエスさん……というか中外医学社の要請に添ったところではありまして、あまり私の本意ではなかったのですが、エスさんにも十分感謝はしておるのでございます。

　本書に用いた原稿を書き始めたごく初期に、私自身の虫垂炎のときは、休診したくなかったから抗生物質がぶ飲みして何とかしたが、息子の時は紹介状書いたとか、小笠原で硬膜外（だか下だか）血腫の患者の頭蓋骨にドリルで穴を開け、見事な救命処置をしたT先生のエピソードを書いた章を送っ

たのです（10頁参照）。これには、漢方薬の話は全く書いておりません。

　漢方の本を出そうという書肆ですから、たぶん没にされるだろうな……、という思いで送りました。でも、意外なことに興味を持ってもらえたんですね。正直いって嬉しかったです。「あ、こんな内容でも発言させてもらえる場を与えられたのだ」という喜び。

　まあ前作「落語的漢方のすすめ」を出してくれたところだから、他の本屋さんとは違うのではないか……という期待はありましたけどね。

　それで、ならばと狭義の漢方から外れていそうな内容の原稿を送り続けたら、アクセプトされて、今皆様がご覧の本書が誕生したというわけです。

　今回書いた原稿を読み返してみて、冗長かなとか舌足らずかなと思うところだらけという感覚は否めないのですが、我が能力を考えると「こんなものか」とも思います。幾ばくかでも読者諸賢が実践する臨床のヒントたり得るならば、著者としてそれに勝る喜びはありません。

　まずは、この「臨床のヒント」の元を私に授けてくださり、勝手な処方解説を本書で展開することを、笑って許してくださった神田橋條治先生に感謝いたします。そして、本書執筆にあたり、北京中医薬大学日本校教授の韓濤先生には、中国語文献の解釈等々、多くのご教示をいただきました。特記して謝意を表します。

　また自治医科大学看護学部准教授、北田志郎先生には、本文でその一端を披露致しましたが、臨床的ディスカッションを通じて、多くのヒントをもらいました。おまけに、本書全体の「解説」までおねだりしてしまいました。感謝です。

　それはともかく、最も感謝を申し上げねばならぬ方々を不覚にも忘れていました。

　私に臨床の難しさ、興味深さを教えてくださった〜教えてくださりつつある患者の皆様に衷心よりの感謝を申し述べ、本書を終えたいと思います。

精神医学系漢方医の「アタマのナカ」と「ムネのウチ」
～解説にかえて～

北田志郎

　英語は現時点でグローバル言語としての地位を獲得している言語ですが、世界には英語の他に数多くのローカルな言語が存在しています。そのことに似て、グローバルな現代医学の他に、世界には多くのローカルな医学が存在しています。それらローカルな医学は、世界で今も刻々と少数言語が滅びているのに似て既に消え去ったものも少なくありませんが、今この本を手に取っている方が日本語を操っていることに似て、生き残り、一定の影響力を保ち続けている医学も存在します。

　東アジア伝統医学は、グローバル化の進む現代に生き残ったローカルな医学の代表格と言えます。ただしそれらはガラパゴス島の生き物たちとは少し様相が違い、時代の波に洗われ、その姿を良くも悪くも変えてきています（余談ながら、日本の医師の中には、自分がグローバルな、そして現存する単一の医学を実践しているように思っている方もいらっしゃるかもしれませんが、実際には「××訛り」の英語が世界中で話されているように、その方も日本流、あるいは病院／医局流、もしかすると「俺流」に変形された医学を用いているのです）。そして日本には、他の東アジア地域とは少し違って、明治維新を機に一度公的に伝統医学をかなぐり捨てた歴史があります。日本の伝統医学がなぜ完全には滅びてしまわず、どのように生き延びてきたのか、ここでは述べる余裕がありませんが、いずれにせよ現時点では、各々100種を越える漢方生薬・漢方製剤が保険薬として収載され、臨床医の9割は漢方製剤を処方した経験があると言われています。

　昨今東アジア伝統医学は欧米でも盛んに取り入れられるようになってきており、その使用者は東アジア系の移民に限らない、ということがわかっています。改訂作業中のICD11（国際疾病分類第11版）には「東アジア伝統医学コード」が新設される予定であり、その主導権争いが日本・中国・韓国の

間で繰り広げられてきました。つい先日 ISO（International Organization for Standardization）における東アジア伝統医学の名称が正式に中医学（Traditional Chinese Medicine）に決まり、中国がこの主導権争いを大きくリードしていることが窺えます。このような情勢の中、日本は主導権争いに遅れを取ったばかりか、漢方薬が保険診療から外される動きすらあるようです。古臭いものを切り捨てて前を走ったつもりが、実は周回遅れになろうとしているというのが、現在の日本の医療の姿なのかもしれません。

　伝統医学の話を若い医師たちとしていると、「自分も勉強してみたいんですが、何かお奨めの本はありませんか？」とよく訊かれます。「できれば『これ一冊読めば使えるようになる』ようなものを」という言葉がたいていそれに続きます。「気持ちはわかるが、そりゃ無理だ」と私は心の中でつぶやきます。中国の中医学、韓国の韓医学はそれぞれ独立した学部を持ち、5年の修養年限が課されています。6年かかって現代医学を学ぶにあたって、私たちは何冊教科書を買ったことでしょう？　『これ一冊読めば現代医学が使えるようになる』本などどこにもないのは自明のことで、そんな質問をしようとする医学生・研修医は一人もいないでしょうに。でも、そんなことを口に出した途端、折角ちょっとでも伝統医学に興味を持ってくれた彼らは離れていってしまいます。

　冒頭に挙げた言語の例えに戻ると、伝統医学を学ぶとは一つの新しい言語を習得することに似ています（日本語ネイティブにとっては、それは全く知らない言語ではなく古文や漢文を学ぶことに多少似てはいますが、実際に現代の医学教育が英語やドイツ語ではなく日本語で為され、伝統医学と共通の術語を用いていることがかえって伝統医学の学習の妨げになっている要素も大いにあり、例えば本書でも「伝統医学の腎＝kidney ではない」ことに言及しています）。そして漢方製剤メーカーが出している冊子をはじめとした処方マニュアル本の多くはさしずめ「トラベル××語会話」の類のもので、長期に滞在してビジネスにも用いるとなると全く不十分なのは明らかです。

　本気で新しい言語を習得しようと思ったら、その言語が操られている土地

精神医学系漢方医の「アタマのナカ」と「ムネのウチ」～解説にかえて～

に住む（伝統医学の臨床現場にどっぷり浸る）のが一番かもしれませんが、なかなかそこまでできる方はいません。次に考えられるのは文法書を精読することで、これは実際には伝統医学的な解剖生理学の勉強から始めることになります（実際私たちはそのようにして西洋医学の学習を始めたわけです）。しかし「『伝統医学的な解剖生理学』ってなんだ？ そんなもの見たことも聞いたこともない」と思う方がほとんどでしょうし、実際本格的な伝統医学の構造と機能に特化して書かれ，しかもその内容が現代医学の、もしくは現代に生きる私たちが日常的に用いる言語によって紡がれている和書と言えば、筆者には仙頭正四郎『標準東洋医学』（医歯薬出版 2006）くらいしか思いつきません。そして学習者が解剖生理学を面白い、もしくは本当に必要だ、と思い始めるのは最初の学習時ではなく、臨床を学ぶようになってから振り返ってみた時であることが多いのでした。

　ということで、「一冊で」なんとかしたい若い医師のリクエストに応えるのは、やはりなかなか困難であるわけですが、この困難なリクエストに応えるべく工夫を凝らした労作も、実は少なくありません。それらに共通することは、具体的な処方（方剤）を系統立てて挙げることが主な内容ではありますが、その方剤を用いるにあたって必要な構造と機能、ついで病態生理学、そして治療法則などをできるだけコンパクトに詰め込んでいる、ということです。そしてそれらの中から何を取捨選択するか、ということに著者のオリジナリティーが込められています。例えば加島雅之『漢方薬の考え方・使い方』（中外医学社 2014）はこれら複数分野の教科書何冊分かを一冊に凝縮してあり、梁哲成『三大法則で考える漢方・中医学入門』は治療法則の本当にエッセンスの部分だけを取りだし方剤学へと展開している、という具合です。

　それでは本書「オモシロ漢方活用術」のオリジナリティーはどのようなものでしょうか？それについて記す前に、本書における北京中医医院の描写に少し倣い、著者下田哲也先生が院長を務める下田医院のたたずまいを覗いてみることにしてみたいと思います。

下田医院は東京のJR巣鴨駅から徒歩3分の所に位置しています。有名な「とげぬき地蔵」とは反対方向、下町風情とはまたちょっと違う趣きの雑居ビル3階にあります。駅からビルまでの最短コースを突っ切ろうと思うとさびれた色街を抜けねばならず（もちろん、受付の方に電話で巣鴨駅からの道を聞けば、別の至極穏当な順路を案内してくれますが）、ここでビルにたどり着く前に心が折れる患者さんもいらっしゃるかもしれません。そして医院はそのビルのやや奥まった所にあり、確かに看板や窓のロゴはあるのですがどうかすると見逃してしまいそうです。
　医院の扉を開けると、待合室はそこそこ広いですが、ぐるりと本棚に囲まれていて、そこには専門書のみならず種々雑多な蔵書が無造作に収められています。カーテンを開けて診察室に入れば、そこにもまた本棚、そして診察机は全く片付いておらずこれまた本と文房具で埋め尽くされています（そうした混沌とした空間にも、高名な書家の作品や、下田氏自作の書作、創作をされる患者さんの小品などが配されていることが次第にわかってくるのですが）。
　診療科は「精神科・漢方全科」となっていて、下田氏は健診はおろか血液検査も行いませんし、予防接種も承りません。
　つまり下田氏は、通りがかりの、例えばカゼをひいた方が飛び込みで入ってくるようなことはまずあり得ないような、そしていくつかの一般書を上梓している人だからちょっとかかってみようか、というような方はたちまち退散してしまうような診療形態を、ある意味確信犯的に行っています。
　そのかわり、下田医院の患者さんには、標準的な現代医学の手法ではどうにもならず、いくつかの医療機関を転々とした挙句、何年もかかってここにたどり着いた、という方が少なくありません。そしてその内のある割合の方が、標準的な医療機関において「不定愁訴」「心気的な訴え」を言い募り「ドクターショッピング」を繰り返している患者さん、とみなされてきたかもしれません。しかし不思議なことに、そういう「筋金入りの患者さん」の多くが、下田医院に通ううちにだんだん「患者さんのお顔」ではなくなり、どうかすると世間話をしにきたかのように診療に臨むようになっていかれるのです。

精神医学系漢方医の「アタマのナカ」と「ムネのウチ」〜解説にかえて〜

　こうしたことが起こる理由の一つに、とりあえず現代医学の網の目では掬い取れない病理を、伝統医学では取り扱えることがある、という事があります（もちろんその逆も真ですが）。その一部は心身問題 mind-body problem、つまり「こころ」と「からだ」はどのように関わり合っているのか、という問いに関わっており、「精神医学系漢方医」の存在意義の核心を為すものでもあります。

　現代医学では、「こころ」と「からだ」ははっきりと分けられています。また、この両者を分けたことによりヨーロッパの医学はグローバル医学へと発達していった、という見方も成り立ちます。現代医学の診断過程の手つきとして、患者さんの苦悩の根拠を「からだ」に見出すことができなければ、それは「こころ」の側に存在している、と捉えます。その時点で、「からだ」を取り扱う医師にとって患者さんの苦悩は「見えない→ウチの問題ではない」ものになります。そして「異常なし」と告げられた患者さんは、「そんな筈はない、もっとよく『みて』下さい」と訴えを重ね、医師にとって「ありもしないことを執拗に訴えてくる」方へと変貌していきかねません。こうして診療の場はともすれば「訴えの根拠の存非」から「苦悩そのものの存非」をめぐる患者-医師の争いの場、いわば「不信のスパイラル」が展開される場となっていくのです。こうしたお互いにとって不幸なやりとりは、さらに「これ以上調べても意味がないので、精神科に行ったらどうですか」「先生は私を精神病扱いするんですか？！」という更に不幸な応酬に発展してしまうこともあります。

　一方伝統医学では、現代医学のようには「こころ」と「からだ」は分かれておらず、かつ現代医学のようには「見る」機能を特化させていないため、伝統医学の治療家は「さしあたり見えないからと言って、ないとは限らない」という姿勢を把持していることが多いものです。そして現代医学の医師にとっては実在の根拠を持たないとみなされる訴えが、伝統医学の治療家にとっては診断のために有益な情報になるため、文字通り「身を入れて」聞くことになり、それがその患者さんの訴え、ひいては苦悩を「疑わずに受け止める」姿勢へと連なっていきます。「ただ精神科に行くのはイヤだ、でも漢方

の先生だったらかかってみたい」という需要は決して少なくなく、そのお求めは「精神科系漢方医」によって最も好ましい形でかなえられる可能性がある、というわけです。

ただしこれらのことは本書ではさほど展開されておらず、下田氏にとっては既にデフォルトとなっているフシがあります。そして確かに、このことは診療の入り口の局面に限って言えることでもあります。カゼをひいた方が飛び込みで入ってくるようなことはまずあり得ないような下田医院において、一度弁証を行って処方をすればそれで診療終わり、ということはそうしょっちゅう起こるわけではありません。

本書のオリジナリティーについて、下田氏自身は「『証』に至るための診察法」にあるかもしれない、と述べていますが、それに筆者なりの見解を加えれば、こうした総論的な記述と、伝統医学におけるエッセンシャルドラッグの解説との挟み撃ちによって、伝統医学の「基本文法」を体系化・網羅化することなく炙り出そうと試みたことにあるように思います。そしてこうした作業を通じ、難治性の、もしくはそれと共に生きていかなければならないような慢性疾患の治療における、伝統医学的治療家の思考と振る舞いの過程が示されている所に、本書の大きな特長があると考えます。

本書では伝統医学固有の構造や機能、病態生理学への言及はさほど多くなく、一見した所それらの理論を「ない」と言い切る、もしくは暗黙知の領域として不問にする「古方派」（現時点で日本漢方の主流とみなされている流派）に近い立場を取っているように見えなくはありません。ただし本書を読み進めていけば、その立場は「目の前の患者さんよりそれらの理論、あるいは理論によって構築された治療者側の診断能力が優越することはない」という臨床的倫理が取らせているものであることに、すぐにお気づきになることと思います。

また本書には、「効かなかったら処方を変えればいい」というニュアンスの表現が何度も登場し、戦後の日本漢方を牽引した先人たちの遺した「経験集」の類に書かれている「処方Aを使ったが効なく、Bを用いた所著効した」

精神医学系漢方医の「アタマのナカ」と「ムネのウチ」〜解説にかえて〜

といったくだりを彷彿とさせます。しかし、下田医院での臨床は1回の「Bを用いた所著効した」で終わるわけではなく、その先には次なる臨床課題がまだまだ続いている、ということがほとんどです。

特に心身領域にまたがるような「慢性の病い」は、時として疾患という単位を遥かに越え、患者さん一人一人の気質、生活様式、家族を始めとした他者や社会との関わり合いを含みこんだ、いわば苦悩の歴史の総体としてその方の心身に宿り、あるいは現前しています。治療家はそういった巨大な塊のようなものをどう捉え、どのように相対すればいいのでしょうか。

筆者は下田氏の臨床のことを「患者さんの苦悩を丸ごと受け止める」と表現しようとして、「俺はそんなことしようとしたことはないし、できる筈もない」と半ば叱責されたことがあります。しかし本書に展開されているような五感を用い、それらを統合して「望じる」診察技法を内在させている伝統医学を核とした臨床は、臓器や心身の隔てを越え、その「病い」全体を捉えようとする指向性を持っているのは明白です。

ただしそうした指向性を以ってしても、弁証は常に不完全、もしくは近似的な「臨床的仮説」であり、それに基づく処方が患者さんに好ましい変化をもたらしたとしても、それは部分的な変化であるに過ぎず、なお苦悩の塊は巨大なまま残されています。それを知りつつ、なお様々な角度からこの塊を捉えようとし、患者さんとのやりとりを重ね、やりとりを重ねることそのものも「望じ」つつ処方と治療行為に反映させ、塊を少しでも削り取ったり、溶かしたりしようとすること。これが氏の臨床だと筆者は考えています。そしておそらくは、「丸ごと受け止めるなんてできる筈がない」という畏れこそが、逆説的に患者さんの苦悩の存在を承認することになっているのではないかと思われますし、方剤に対応する症候以外のものを「なかったこと」にはせず、処方のマイナーチェンジを行うことが、目の前の患者さんが固有性・一回性を持った存在であるということを保証する効果を生んでいるとも感じています。

「証」という臨床的仮説を診察の度にブラッシュアップさせ、都度臨床に反映させること、それは伝統医学の初学者がエッセンシャル・ドラッグから

使い始めて次第に応用的な処方を身につけていく、という過程とつながっています。しかしさらに氏が「漢方 without 漢方薬」と言う時、それは最終的には苦悩を抱えた自分という存在を承認された患者さんが、それを抱えつつも生きていく、という境地に辿りつくことを支援する過程をも含みこんでいる、ということになりそうです。

　近年、臨床推論 clinical reasoning という領域が注目されるようになっています。それはこれまで明文化されてこなかった「医師の頭の中」を開陳することとも表現されています。本書もある意味「臨床推論本」と位置づけることができるかもしれませんが、病態や診断を越えたものを五感の全てを以って捉え、働きかけることが伝統医学の体系に内在されている、と下田氏は指摘しているわけで、このようなプロセスを「頭の中」と表現するだけでは、東アジア人にとって不十分と言わざるを得ません。
　ところでイギリスの GP (general practitioner) たちは、その臨床的判断を診療ガイドラインではなく「内在化され、集合的に強化されており、部分的には暗黙知的であるような、自分のなかのガイドライン」によって行っており、それは非線形なパターン認識、他者の実践的知識の自らの認知への具現化、複数の素材の実践的・文脈依存的加工などによって特徴づけられているといいます。これらの特徴は、丸ごと本書の解説としても申し分ないと筆者には思われるのですが、この診療ガイドラインの対概念は「マインドライン」と名づけられているのだそうです[注]。さしずめ「胸の内」というところでしょうか。ローカルな医学への案内役を務めている本書ですが、本書の指し示す先は、実はグローバルな医学の行方にも通じている、ということになりそうです。

（2015 年 10 月　自治医科大学准教授）

注）「診療マインドライン」については、藤沼康樹医師のブログ http://fujinumayasuki.hatenablog.com/ を通じて知ることができました。Gabbay J, le May A. Practice-based evidence for healthcare: Clinical mindlines. Routledge, 2010. という単行本が入手可能です。

下田　哲也
下田医院院長

1982 年　自治医科大学医学部卒業
　　　　都立墨東病院にて臨床研修,
　　　　利島村診療所や母島診療所にて勤務,
　　　　都立墨東病院, 老人医療センター, 都立広尾病院にて精神科臨床に従事
1993 年　都立豊島病院東洋医学科主任
1995 年　下田医院（内科, 精神科, 漢方全般）開業

老中医 焦樹徳先生, 武沢民先生など, 北京の中医師達の指導をうける

著書
『医者とハサミは使いよう』（単著/コモンズ［2002］）
『漢方の診察室』（単著/平凡社 [2003]）
『研修医・コメディカルのための精神疾患の薬物療法講義』（共著/金剛出版 [2013]）
『落語的漢方のすすめ―メディカル・エンタテイメント, 蘭方のたわ言・漢方の寝言』
　　　　　　　　　　　　　　　　　　　　　　　　　　（共著／中外医学社 [2014]）
　　　　　　　　　　　　　　　　　　　　　　　　　　　　　　　　　　など

オモシロ漢方活用術　Ⓒ

発　行　2015 年 12 月 1 日　初版 1 刷

著　者　下 田 哲 也

発行者　株式会社　中外医学社
　　　　代表取締役　青　木　　滋

　　　　〒162-0805　東京都新宿区矢来町 62
　　　　電　話　　（03）3268-2701（代）
　　　　振替口座　00190-1-98814 番

印刷・製本／有限会社祐光　　　＜ KS・KK ＞
ISBN978-4-498-06914-5　　　　Printed in Japan

〈JCOPY〉＜(社)出版者著作権管理機構 委託出版物＞

本書の無断複写は著作権法上での例外を除き禁じられています．
複写される場合は，そのつど事前に，(社)出版者著作権管理機構
（電話 03-3513-6969，FAX 03-3513-6979，e-mail: info@jcopy.
or.jp）の許諾を得てください．